病院・施設・地域で使える

看護師のための
感染対策

洪 愛子 編集

中央法規

はじめに

　本書の執筆期限が迫る2019年12月末に，原因不明の肺炎患者が発生したことをニュースで知りました。その1か月後にWHO（世界保健機関）は，国際的に懸念される公衆衛生上の緊急事態を宣言し，COVID-19が他の国でも拡大することに注意するよう発信しました。国内外の感染症の専門家や公衆衛生の専門家，WHO，CDC（米国疾病予防管理センター）においても，1年以上世界を震撼しつづける感染症の始まりであること，世界的な感染爆発を起こすウイルスの出現を誰も予測できませんでした。本書が発刊され，読者の目に触れられているこのとき，COVID-19発生前の日常には戻っていないことが想定されますが，国内の医療提供体制が逼迫する状況が収まり，医療者の危機感と緊張感が和らいでいることを願わずにはいられません。

　本書『病院・施設・地域で使える　看護師のための感染対策』の発刊にあたり，病院に限定しない，場に関わらず共通する感染対策の基本知識やスキルについて，看護師がバイブルとして利用していただくことを目標としました。他書との違いは，執筆者が日本看護協会認定の感染管理認定看護師と感染症看護専門看護師という日本における感染管理のフロンティアたちから構成される点です。彼らは，まだ国内に感染管理専従者が数名しかいない時代から，施設の感染予防・管理システム構築のモデルを示し，医療関連感染サーベイランスに基づく，状況評価や標準予防策をはじめとする対策を導入する仕組みづくりに実績を出しました。「院内感染対策」の診療報酬評価やチーム医療への期待に，感染管理分野が注目されることにも貢献しています。

　読者には，1回目はざっと最初のページから一読し，2回目は必要な箇所を探して活用し，3回目にはマニュアルの見直しや誰かに指導する前に確認するなど，繰り返し読み解くことで，日常の実践に感染対策を広く展開することをお勧めします。基本的なスキルは，動画で簡単に確認できます。さらに，自然災害発生時や未知の感染症に直面しても応用できるように，考える力を徐々につけていくことができる構成になっています。基本を知っているからこそ，資源が限られる状況で，危機や困難を乗り越える工夫やあと一歩頑張ってみようと，ピンチをチャンスに転換するポイントを発想することに繋げられます。

　手指衛生やマスク着用といった基本手技は，重要とわかっていても行うのは難しいとされていましたが，コロナ禍の現在において，若干のスキルにばらつきはあっても，国民に劇的に普及，浸透しました。例年，冬に起きる高齢者施設などでのノロウイルス感染や学校でのインフルエンザによる学級閉鎖など，この時期にその報道が稀であることは，国民への感染対策浸透のあらわれかもしれないと思うのは，私だけではないでしょう。まさに基本が大事だと再確認の日々です。

　看護師に身近なフローレンス・ナイチンゲール著の『看護覚え書』には，換気の重要性が最初に説かれ，清潔についてもページがさかれています。感染対策は看護の基本であり，生きていくための基本であることについて，本書の活用により，一つひとつの感染対策を意味づけ，基礎教育でも伝えていきたいです。気軽に読んで，繰り返し活用いただければ嬉しく思います。

2021年1月　洪　愛子

目次 contents

1 感染予防のための基本知識

感染が起こるメカニズム

　感染対策を適切に実施するためには，感染が成立するメカニズムを理解すること，感染予防がなぜ必要かを理解することが重要です。対象の感染リスクをアセスメントし，感染経路を断ち切るよう積極的に感染予防を実践しましょう。さらに医療関連感染の発生状況をサーベイランスでフォローし，実施している感染対策を評価し，継続した改善活動につなげることが重要です。

> Check Point <

- 感染が成立するメカニズムを理解しましょう。
- 病原体固有の感染経路を知り，経路を遮断するための方法を考えましょう。
- ヒトの防御機構を理解しましょう。

1 感染と感染症

　感染とは，病原微生物が身体に侵入し，増殖することをいいます。感染しても症状がないまま病原体が消滅する場合や，病原体に特有の症状が現れる場合があります。感染により引き起こされる疾患を「感染症」といいます。

　感染は起こる場所によって，「医療関連感染」と「市中感染」の2つに分けられます。病院など医療施設で，原疾患とは別に新たに細菌やウイルスなどの病原体で発症した感染を「医療関連感染（healthcare associated infections）」といいます。近年，医療を受ける場が病院での入院に限らず，外来治療や長期療養施設あるいは在宅においてなど拡大しており，感染症は入院患者に発生するとは限定されません。一方，病院の外で医療にかかわることなく起こった感染（例：麻疹や水痘など）を「市中感染（community acquired infections）」といいます。

2 感染成立の輪

　感染は，**図1**に示すとおり6要素が輪となり，つながることで成立します。まず，①病原体が感染症の原因となる微生物などに存在していることが必要で，そこに十分な病原性となり得る量があることです（＝原因病原体）。②次にその病原体を有する宿主（病原巣ともいう）が生存できる場所があること（＝感染源）。感染源には感染症を発生している人（患者や医療従事者）だけでなく，病原体を保有しているが無症候性の感染状態にある保菌者，尿道カテーテルなどの医療機器，環境（例：

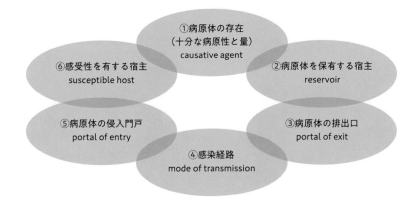

トイレなどに付着した病原体などが感染を引き起こす)などがあげられます。③病原体が病原巣から出ていくときに必要なのが排出口で，気道や消化器，泌尿生殖器，皮膚の損傷部，粘膜といった身体の開口部を指します。病原体が感染源から排出口を通って新たな感受性宿主にたどり着く経路(メカニズム)が④の感染経路で，⑤の侵入門戸から入ります。侵入門戸は，排出口と同様，気道や消化器，泌尿生殖器，皮膚の損傷部，粘膜などがあり，医療機器の挿入部(注射針など)も侵入門戸となります。⑥輪の最後の要素が感受性で，感染を起こすリスクがあるヒトや動物(＝感受性宿主)を指します。感受性宿主とは，ある微生物に対して抵抗力をもたない人で，感受性に影響する因子には，年齢や基礎疾患・免疫状態，栄養状態，侵襲的な治療処置などがあげられます。以上，①病原体→②感染源→③排出口→④感染経路→⑤侵入門戸→⑥感受性宿主の6つの要素がつながることではじめて，感染が成立するのです。

3 感染様式などによる分類

　感染には体内に常在する微生物による「内因性感染」と，体外からの病原体による「外因性感染」があります。

　また，新しく認知され，局地的にあるいは国際的に公衆衛生上の問題となる感染症を新興感染症といい，エボラ出血熱(1976年)，重症急性呼吸器症候群(severe acute respiratory syndrome：SARS, 2003年)，中東呼吸器症候群(Middle East respiratory syndrome：MERS, 2012年)などが含まれます。2020年に世界的に拡がった新型コロナウイルス感染症もあげられます。

　一方，既知の感染症ですでに公衆衛生上問題とならない程度にまで患者数が減少していた感染症のうち，再び流行しはじめ患者数が増加した感染症を「再興感染症」といい，最近の例ではデング熱(2014年)があげられます。こうした新興・再興感染症の出現は，地球温暖化による感染症の地域拡大や風土病の拡散に加えて，交通網の発達により感染症の移動拡大が容易になっていることの影響も背景にあり，国内外に共通する脅威となっています。

4 感染経路

　感染対策の基本は，病原体固有の感染経路を知り，経路を遮断することです。感染には主として

空気感染，飛沫感染，接触感染の3つの経路があります。

①空気感染：麻疹ウイルス・水痘ウイルス・結核菌などにみられる感染経路。飛沫核（直径5μm未満）を介して伝播し，飛沫核は空気中に浮遊し，病原体が広く伝播する。

②飛沫感染：髄膜炎菌や風疹ウイルス，インフルエンザウイルスなどにみられる感染経路。飛沫粒子に付着して病原体が伝播する。飛沫は水分を含むため，咳やくしゃみなどで口から1m程度飛散するが，空気中を浮遊しない。

③接触感染：感染患者との直接接触や微生物に汚染した医療器具や食品などを介した間接接触による経路で，メチシリン耐性黄色ブドウ球菌など多剤耐性菌の多くにみられる感染経路。

---

5 宿主と感染防御機構（図2）

1 第1防御：生物学的・物理的バリア

宿主の感染防御機構の第一線は，生物学的バリアです。体表面の皮膚は角質層で覆われており，生物学的バリアとして強固な物理的防御能を有し，外部と交通する口腔や気道，消化管，泌尿器，生殖器の粘膜は，病原体の侵入を防御する生物学的バリアとして物理的な防御能が働きます。例えば，気管支粘膜上の線毛は微生物を排出する作用をもち，皮膚の皮脂腺からは抗菌活性を有する脂肪酸を分泌することにより皮膚を保護し，消化管の粘膜は粘液や消化酵素により保護され，化学的防御能を発揮します。

2 第2防御：自然免疫

自然免疫として，生体にあらかじめ備わっているウイルスや細菌感染初期に働く防御機構として，貪食細胞である好中球やマクロファージ，樹状細胞，NK細胞は，第1防御を突破し身体に侵入した細菌やウイルスに感染した細胞を攻撃破壊します。

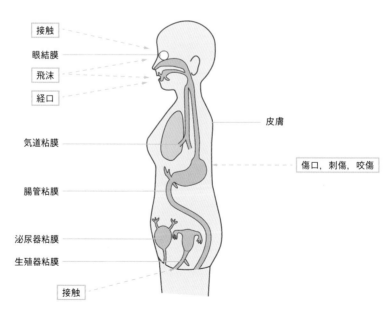

木村貞夫・編：現代の医微生物学，金原出版，1984．を参考に筆者作成

● 図2　身体と侵入門戸の図

③ 第3防御：獲得免疫(適応免疫)

　特定の微生物に対する後天的に発達する免疫反応，細胞性免疫または液性免疫の仕組みで，T細胞とB細胞がかかわっています。自然免疫と違って，相手を記憶することができるため，2回目に出会うと，効果的に相手を攻撃できます。獲得免疫が効果を現すには，抗原に特異的に働くリンパ球が増殖する必要があり，それまでに1週間以上の時間がかかるため，自然免疫より遅れて効果を発揮します。活性化されたT細胞やB細胞の一部は記憶細胞として体内に残ります。

II 病院内で感染を起こす微生物

病院に入院する患者は原因疾患による免疫力の低下や，治療に伴う侵襲的な処置，手術などによって易感染状態になります。看護師は医療現場での感染を予防するために微生物に関する知識を身につけ，看護実践で活かすことが重要です。

> Check Point <

- 細菌，ウイルス，真菌の違いを理解しましょう。
- ヒトの正常細菌叢（normal bacterial flora）について知りましょう。
- 病院で重要な微生物とその特徴を理解しましょう。
- 薬剤耐性メカニズムと主な薬剤耐性菌の特徴を理解しましょう。

1 微生物の大きさ・形・種類

微生物とは，肉眼では見ることの難しい極めて小さな生物の総称です。微生物には細菌（bacterium），ウイルス（virus），真菌（fungus），原虫（protozoa）などが含まれます。微生物の観察には，光学顕微鏡や電子顕微鏡が必要です（**図1**）。

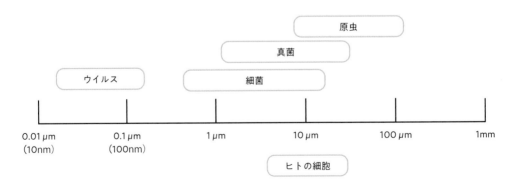

● 図1　微生物の大きさ ●[1]

! one point ≫1　1μm（マイクロメートル）は1mmの1000分の1，1nm（ナノメートル）は1μmの1000分の1の大きさです。

1 細菌

　細菌は核膜をもたない原核生物です。細菌の多くは 1 〜 10 μm の大きさで，形により球菌（coccus），桿菌（bacillus），らせん菌（spirillum）に大別されます（**図2**）。細菌の形状や配列を鑑別する方法の1つとして，グラム染色法を用いて光学顕微鏡で観察する方法があります。

　グラム染色法は，1884年にデンマーク人のハンス・グラム（Hans G.j.Gram）によって考案されました。これは，細菌を色素によって染め分けて形態的特徴を知ることができる細菌分類学の基礎となる重要な染色法です。現在の臨床現場では，30分以内に結果が得られることから感染症の初期治療において重要な検査です。グラム染色で青く染まればグラム陽性菌，赤色に染まればグラム陰性菌と判断します。

（1）球菌

　球状の細菌を指しますが，形は真ん丸のもののほか，半球形，楕円球など菌種によってさまざまです。球菌には，2つ並ぶ双球菌，鎖状に並ぶレンサ球菌，ブドウの房状になるブドウ球菌などがあります。

（2）桿菌

　桿状，すなわち棒状の形をした細菌です。種類により長短や太さに違いがあり，鎖状に並ぶものや連鎖状のものもあります。

（3）らせん菌

　らせん状の細菌で，種類によってらせんの回転数が異なり，長さに違いがあります。

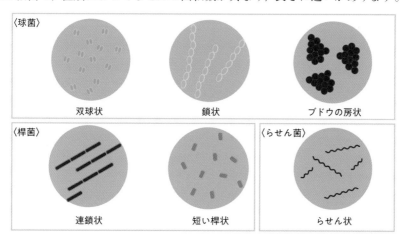

● 図2　細菌の形状

2 ウイルス

　ウイルスは大きさが20 〜 350nmで，細菌の1000分の1ほどの大きさしかありません。光学顕微鏡を用いても見ることはできず，観察には電子顕微鏡を必要とします。多くのウイルスは球状をしていますが，ひも状などもあります。

　ウイルスは，単独ではたんぱく質合成やエネルギー生産ができないため，生きている細胞内でしか増殖することができません（＝偏性細胞寄生性）。

3 真菌

　真菌は大きさが3 〜 5 μm以上あり，形態には糸状の菌糸（糸状菌）と球状の酵母（酵母様真菌）があります。また，分裂が停止状態にある場合の形態は「胞子」と呼びます。

2 ヒトの正常細菌叢(normal bacterial flora)

　ヒトには人体を構成する細胞数よりはるかに多い細菌が生息しています。これらの細菌集団は正常細菌叢(または常在細菌叢)と呼ばれ,皮膚,粘膜,外部と直接あるいは間接に接する部位,臓器や器官に生息しています。細菌叢を構成する細菌の種類は各部位ごとに傾向があるとともに,年齢,生活環境,食傾向,健康状態などによっても個人差があります。正常細菌叢が人体の各部位に定着していることで,外界から侵入した病原菌の定着を阻止して感染症の発症を防ぎます(**図3**)。

3 病院で重要な微生物とその特徴

1 グラム陽性菌

(1)黄色ブドウ球菌(*Staphylococcus aureus*)

　黄色ブドウ球菌は,多くの健康なヒトの皮膚,鼻咽頭,腸管内に常在することがありますが,常在するだけでは感染症を発症することはありません。しかし,血中や皮膚病変などから生体内に侵入して増殖すると,敗血症や膿瘍,伝染性膿痂疹(とびひ),中耳炎,骨髄炎,心内膜炎など身体各所で化膿性炎症を起こします。また,黄色ブドウ球菌に汚染した食物を摂取すると腸管内で腸管毒素(エンテロトキシン)を産生し,食中毒を引き起こします。そのほか,表皮剝脱毒素により新生児・乳幼児の表皮が剝脱するブドウ球菌性熱傷様皮膚症候群(staphylococcal scalded skin syndrome:SSSS)や,TSST-1毒素による毒素性ショック症候群(toxic shock syndrome:TSS)を引き起こすことがあります。

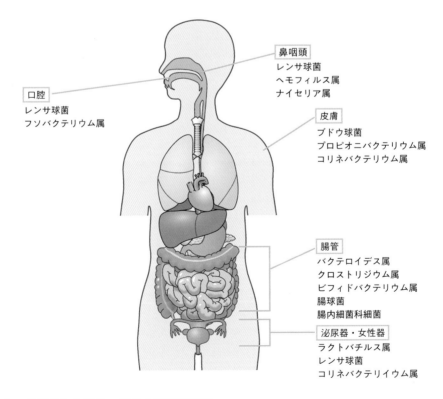

鼻咽頭
レンサ球菌
ヘモフィルス属
ナイセリア属

口腔
レンサ球菌
フソバクテリウム属

皮膚
ブドウ球菌
プロピオニバクテリウム属
コリネバクテリウム属

腸管
バクテロイデス属
クロストリジウム属
ビフィドバクテリウム属
腸球菌
腸内細菌科細菌

泌尿器・女性器
ラクトバチルス属
レンサ球菌
コリネバクテリイウム属

● 図3　各部位における一般的な正常細菌叢

医療施設では，医療従事者の手や医療器具を介して伝播します。特に医療関連感染では，後述するメチシリン耐性黄色ブドウ球菌(methicillin-resistant *Staphylococcus aureus*：MRSA)の伝播拡大防止が重要であり，接触予防策が必要です。

（2）バシラス・セレウス(*Bacillus cereus*)

セレウス菌は芽胞[1]を形成する大型の桿菌で，鞭毛[2]をもち運動性があります。土壌や水などの環境に広く分布し，細菌性食中毒の原因菌となることがあります。

医療施設では免疫が低下した易感染患者の日和見感染症[3]の原因菌となり，創傷感染や敗血症などを引き起こすことがあります。国内では，血管デバイス留置中やがん治療中の患者がセレウス菌に汚染されたシーツや清拭タオルを介して感染した事例が報告されています。感染伝播予防には標準予防策，特に手指衛生が重要となりますが，セレウス菌は芽胞を形成するとアルコールに抵抗性を示すため，擦式アルコール手指消毒薬による手指消毒では十分な効果が得られない可能性があります。そのため，石けんと流水による手洗いが必要です。

（3）クロストリディオイデス・ディフィシル(*Clostridioides difficile*)

ディフィシル菌は土壌，水中，ヒトや動物の消化管内などに生息する桿菌で，鞭毛をもち芽胞を形成します。ディフィシル菌には無毒株と有毒株があり，病原性がある有毒株では腸管毒素(トキシンA)と細胞毒素(トキシンB)を産生します。

医療施設では患者に抗菌薬を投与することで腸管細菌叢が乱れてディフィシル菌が増殖し，下痢症や偽膜性腸炎などのディフィシル関連下痢症(*C. Difficile* associated diarrhea/disease：CDAD)を引き起こします[1]。CDADの発症リスク要因には抗菌薬投与のほか，胃酸の分泌を抑える抗消化性潰瘍薬(プロトンポンプ阻害薬)[2]，炎症性腸疾患[3]，周産期女性[4]などがあります。さらに医療施設や介護施設への長期滞在も発症リスクになります[5]。

CDAD対策では，きっかけとなる抗菌薬処方を見直して不適切な抗菌薬処方をしないことが重要です。そのうえで，環境清掃や患者に使用する器材の衛生的管理を行います。またCDAD患者には，接触予防策を行って感染伝播を防ぎます。特に流水と石けんによる手洗い，排泄物処理時の手袋やディスポーザブルエプロン/ガウンなどの個人防護具着用は重要な対策です。

（4）結核菌(*Mycobacterium tuberculosis*)

結核菌は細長いグラム陽性桿菌ですが，細胞壁に脂質が多いためグラム染色では染色されにくくZiehl-Neelsen法により染色します。染色後は酸，アルコール，煮沸などを行っても脱色されにくいことから抗酸菌と呼ばれます。発育は遅く，固形培地では4〜8週間，液体培地でも10〜14日間を要します。そのため，医療施設では培養とともに，数時間以内に結果が得られる核酸増幅法(polymerase chain reaction：PCR)などを組み合わせて行います。結核は「感染症の予防及び感染症の患者に対する医療に関する法律(感染症法)」の2類感染症に該当するため，結核菌感染と診断されればただちに保健所に届け出なければなりません。日本の結核罹患率(2019年)は人口10万人あたり11.5で低下傾向にあるものの中蔓延国であり[6]，アメリカ，イギリス，フランスなど他の先進国に比べても高いことがわかっています。近年世界では多剤耐性結核が公衆衛生上の大きな

🔍 **key word ≫1** 　芽胞：一部の細菌が増殖に適さない環境におかれたときに形成する極めて耐久性の高い細胞構造。芽胞は乾燥に強く，消毒や抗菌薬にも強い抵抗性を示す。

🔍 **key word ≫2** 　鞭毛：細胞の原形質の一部が細長い糸状に伸びた小器官のことで，運動性を有す。

🔍 **key word ≫3** 　日和見感染：免疫力が低下した人(易感染宿主：compromised host)が，健康な人では問題とならないような微生物に感染することを指す。

脅威になっており，日本でも同様に深刻な課題です。

　結核菌は，飛沫核◉4として空気中を浮遊します。さまざまな臓器や組織で結核感染を引き起こしますが，結核新規報告数に占める肺外結核は約20％であり，肺結核が多くを占めます[7]。肺結核は飛沫核を気道から吸入することで肺に到達しますが，免疫状態が保たれていれば発症することはありません。しかし，免疫不全や高齢，栄養状態の悪化などを契機に体内の結核菌が活動性を高めて結核を発症します。HIV感染者では，HIV非感染者と比較して50～100倍程度の発症リスクがあります[8]。

　肺結核の症状は咳嗽，痰，微熱，倦怠感，体重減少などで，疾患に特徴的なものはありません。そのため，医療施設では別疾患を治療中の患者が入院後しばらくしてから肺結核だとわかり，多くの患者や職員が空気曝露するということが起こりかねません。高齢者や免疫低下状態にある患者などに数週間続く咳嗽や微熱，体重減少などがあれば肺結核を疑い，検査を行うことを検討する必要があります。

　喀痰塗抹検査が陽性で周囲への感染性が高く，他者へ感染を広げる可能性がある場合，患者は感染症法に基づいて隔離を目的とした入院勧告の対象になります。結核病床等で結核患者にかかわる医療従事者は，患者の人権を擁護しながら治療が完遂できるよう支援していく必要があります。

２ グラム陰性菌

（1）緑膿菌（*Pseudomonas aeruginosa*）

　緑膿菌は土壌，水中，ヒトや動物の皮膚や腸管内などに広く分布する緑色の色素を産生する桿菌です。1本または複数の鞭毛を有します。また，緑膿菌は粘液性の物質（グリコカリックス）を菌体外に分泌してバイオフィルム◉5を形成します。

　緑膿菌は健康な人に対しては低病原性ですが，医療施設では易感染患者の日和見感染症の原因菌になります。湿潤した水回り（洗面台や浴室）などの環境のほか，便や尿などの排泄物から医療従事者の手や医療器具を介して伝播します。そのため，医療従事者の手指衛生と水回りや医療器具の衛生管理が重要です。

　緑膿菌はもともと多くの消毒薬や抗菌薬に自然耐性があるために使える抗菌薬は限られますが，これらの抗菌薬にも耐性を示す多剤耐性緑膿菌が出現しており，医療施設では医療関連感染の原因として問題になることがあります。

（2）大腸菌（*Escherichia coli*）

　大腸菌は腸内細菌科の鞭毛をもつ桿菌で，ヒトや動物の腸管内に常在します。大腸菌は抗原（O抗原，H抗原，K抗原）の組み合わせにより血清型別に分類することができます。特定の血清型では病原性を有する場合があります。

　病原性大腸菌は，腸管病原性大腸菌（enteropathogenic *E.coli*：EPEC），腸管組織侵入性大腸菌（enteroinvasive *E.coli*：EIEC），腸管毒素性大腸菌（enterotoxigenic *E.coli*：ETEC），腸管出血

🔍 **key word ≫4**　飛沫核：5μm以下の微粒子で，空中を浮遊する。結核菌や麻疹ウイルス，水痘ウイルスは空気中で飛沫核となるため，これらを吸い込むことで感染が起こる。飛沫核による感染予防には空気予防策が有効である。

🔍 **key word ≫5**　バイオフィルム：細菌が創面や体内に挿入されたカテーテル類などに定着して，菌体や分泌した菌体外多糖体（グリコカリックス）などによって形成する菌体表面を覆う膜のこと。バイオフィルムに覆われた菌体には消毒薬や抗菌薬が届きにくくなり，十分な効果が得られないことがある。

性大腸菌(enterohemorrhagic *E.coli*：EHEC)，腸管凝集(付着)性大腸菌(enteroaggregative *E.coli*：EAggEC，またはEAEC)の5つに分類されます。これらは，食中毒や旅行者下痢症として市中で発生することが多い感染症です。このうちEHECは，O157：H7菌によって大規模集団食中毒が発生したことから，感染症法で3類感染症に指定されています。EHECはベロ毒素(志賀毒素：shiga toxin)が原因であり，数%に血性尿毒症候群(hemolytic uremic syndrome：HUS)が発症して重篤な状態になる場合があります。

大腸菌は，医療施設で尿道カテーテル留置患者の尿路感染症，創傷感染，敗血症などの原因菌となることがあります。また最近，世界で大腸菌を含む腸内細菌科細菌がカルバペネム系抗菌薬に耐性を示す「カルバペネム耐性腸内細菌科細菌(carbapenem-resistant *Enterobacteriaceae*：CRE)」が重大な問題となっています。

(3)レジオネラ属(*Legionella* spp.)

レジオネラ属は50種類ほどある土壌や水などに広く分布する桿菌で，アメーバなどの原虫や藻類の中で増殖します。レジオネラ属の中でも*L.pneumophila*は，肺炎の原因菌として「在郷軍人病」という名前でも知られています。レジオネラは，クーリングタワー(冷却塔)，循環濾過式浴槽，噴水などの水に関する設備内で増殖してエアロゾルとともに飛散し，ヒトが吸入することで肺炎などの呼吸器感染症を引き起こします。医療施設の給水設備からも高率でレジオネラが検出されることから[9)]，易感染者が多い医療施設では給水設備の汚染防止対策を行うことは重要です。また患者に使用するネブライザーや加湿器などによる感染報告もあるため，これらの器材の管理も重要です。

③ ウイルス

(1)ノロウイルス(norovirus)

ノロウイルスは，カリシウイルス科に属する急性胃腸炎の原因になるエンベロープ[6]をもたないウイルスです。酸や乾燥に強く，10〜100個のウイルスでも感染するほどの強い感染力があります。カキなどの2枚貝の生食による食中毒として冬期に流行します。また，便や吐物に含まれるウイルスが手などを介して口から取り込まれることでも感染します(＝糞口感染)。潜伏期間は12〜48時間で，突然の嘔吐や下痢などの症状が出現します。

患者の便や吐物処理中の手指や周囲環境の汚染，空気中に舞ったウイルスによっても感染することがあるため，ノロウイルス患者の便や吐物処理を行う場合は手袋，エプロン，サージカルマスクなどの個人防護具を着用し，処理後は手指衛生を確実に行う必要があります。また，ノロウイルス感染症は症状消失後1週間から長い場合は1か月以上の期間で便中にウイルスを排出することがあります。

ノロウイルスを含む感染性胃腸炎は，感染症法における5類感染症の小児医療機関定点把握対象疾患です。

(2)麻疹ウイルス，水痘・帯状疱疹ウイルス，風疹ウイルス，ムンプス(流行性耳下腺炎)ウイルス

麻疹・水痘・風疹・ムンプス(流行性耳下腺炎)は，いずれも感染症法における5類感染症です。麻疹と風疹は全数把握対象疾患であり，水痘とムンプスは小児医療機関定点把握対象疾患に指定されています。

🔍 **key word ≫6**　エンベロープ：一部のウイルスにある膜状構造。その大部分は脂質でできているため，エンベロープをもつウイルスはアルコール消毒で不活化できるが，エンベロープをもたないウイルスはアルコール消毒が効きにくい性質をもっている。エンベロープをもたないウイルスには，ノロウイルス，ロタウイルス，アデノウイルスなどがある。

小児期に罹患しやすいウイルス感染症ですが，成人でも感染して発症します。成人の場合，小児より重症化することがあります。罹患予防と感染拡大防止には，ワクチンによる免疫獲得が非常に重要です。

①麻疹ウイルス（measles virus）

　麻疹は空気感染，および気道分泌物との接触により感染します。感染力は非常に強く，免疫をもたない人ではほぼ100％感染します。発疹が出現する4日前〜発疹出現後4日目まで麻疹ウイルスは排出されるため[10]，免疫をもたない人が多い集団では感染が拡大しやすくなります。医療従事者は一般人に比べて感染機会が約19倍あるとする報告もあります[11]。

②水痘・帯状疱疹ウイルス（varicella-zoster virus）

　水痘は空気感染，飛沫感染，接触感染します。感染力は非常に強く，1人の感染者から何人にうつるかを表す「基本再生産数」は，免疫がない感受性者では8〜10人にのぼります[12]。成人や免疫不全者が感染すると重症化することがあります。水疱が出現する1〜2日前からすべての水疱が痂皮化するまでの期間はウイルスを排出するため，感染性があります[10]。

　水痘に罹患して症状が消失してもウイルスは全身の知覚神経節に潜伏し続けます。神経節に潜伏したウイルスは免疫力が低下することで，再活性化して帯状疱疹を起こすことがあります。

③風疹ウイルス（rubella virus）

　風疹は飛沫感染，および鼻咽頭の分泌物との接触により感染します。麻疹や水痘に比べると感染力は強くはありませんが，「基本再生産数」は免疫がない感受性者では6〜9人です[12][13]。妊娠中の女性が罹患すると経胎盤感染により胎児に感染が伝播して先天性白内障，心血管異常，内耳性難聴などの先天性風疹症候群が生じるおそれがあります。発疹が出現する1週間前〜発疹出現後少なくとも4日目まで風疹ウイルスは排出され[10]，免疫をもたない人が多い集団では感染が拡大しやすくなります。先天性風疹症候群の発生を防ぐには性別や年齢にかかわらず，多くの人々がワクチン接種により免疫を獲得しておくことが重要です。

④ムンプス（流行性耳下腺炎）ウイルス（mumps virus）

　ムンプスは飛沫感染，および唾液との接触により感染します。「基本再生産数」は免疫がない感受性者では4〜14人です[12][13]。耳下腺腫脹の7日前〜9日後まではムンプスウイルスを排出し，発症の2日前〜4日間は感染性が最も大きくなります[10]。30％程度が不顕性感染（感染を受けたにもかかわらず感染症状がない状態）者であるため，感染者を発見して対応することは難しいことから，ワクチン接種による免疫獲得が重要です。

（3）B型肝炎ウイルス・C型肝炎ウイルス・ヒト免疫不全ウイルス

　B型肝炎ウイルス，C型肝炎ウイルス，ヒト免疫不全ウイルスは血液や体液を媒介とするエンベロープをもつウイルスです。いずれも感染症法における5類感染症の全数把握対象疾患です。母子感染のほか，性行為，タトゥー（刺青），注射針の使いまわしなどにより感染リスクが高まります。医療従事者では，針刺しなどによる職業感染が起こる可能性があります。

①B型肝炎ウイルス（hepatitis B virus：HBV）

　HBVには3種類（HBs・HBc・HBe）の抗原があり，急性期にはHBs抗原が上昇します。潜伏期間は1〜6か月で，全身倦怠感，食欲不振，発熱，嘔吐，黄疸などの肝炎症状が出現します。感染予防にはワクチンによる免疫獲得が有効です。

②C型肝炎ウイルス（hepatitis C virus：HCV）

　HCVの潜伏期間は1〜6か月で，全身倦怠感，食欲不振，発熱，嘔吐，黄疸などの肝炎症状が出現します。予防のためのワクチンはありませんが，治療薬の開発が進んでいます。

③ヒト免疫不全ウイルス(human immunodeficiency virus：HIV)

HIVは，CD4受容体をもつT細胞とマクロファージに感染して，細胞性免疫を低下させます。免疫機能が抑制されることにより，健康な人なら問題にならない微生物で感染症(日和見感染症)を発症したり，悪性疾患を引き起こしたりします。

HIV＝AIDS(後天性免疫不全症候群)ではなく，AIDSはHIV感染者が免疫低下によって厚生労働省が定める23の指標疾患のいずれかを発症した場合に診断されます(**表1**)。

またHIV感染者はHBVやHCVを重複感染していることがあり，HBVは6.4％[14]，HCVは

● 表1　AIDS診断のための指標疾患

A. 真菌症
　1. カンジダ症(食道，気管，気管支，肺)
　2. クリプトコッカス症(肺以外)
　3. コクシジオイデス症
　　(1)全身に播種したもの　(2)肺，頸部，肺門リンパ節以外の部位に起こったもの
　4. ヒストプラズマ症
　　(1)全身に播種したもの　(2)肺，頸部，肺門リンパ節以外の部位に起こったもの
　5. ニューモシスティス肺炎
B. 原虫症
　6. トキソプラズマ脳症(生後1か月以後)
　7. クリプトスポリジウム症(1か月以上続く下痢を伴ったもの)
　8. イソスポラ症(1か月以上続く下痢を伴ったもの)
C. 細菌感染症
　9. 化膿性細菌感染症(13歳未満で，ヘモフィルス，連鎖球菌等の化膿性細菌により以下のいずれかが2年以内に，2つ以上多発あるいは繰り返して起こったもの)
　　(1)敗血症　(2)肺炎　(3)髄膜炎　(4)骨関節炎　(5)中耳・皮膚粘膜以外の部位や深在臓器の膿瘍
　10. サルモネラ菌血症(再発を繰り返すもので，チフス菌によるものを除く)
　11. 活動性結核(肺結核または肺外結核)[※活動性結核のうち肺結核については，HIVによる免疫不全を示唆する所見がみられる者に限る]
　12. 非結核性抗酸菌症
　　(1)全身に播種したもの　(2)肺，皮膚，頸部，肺門リンパ節以外の部位に起こったもの
D. ウイルス感染症
　13. サイトメガロウイルス感染症(生後1か月以後で，肺，脾，リンパ節以外)
　14. 単純ヘルペスウイルス感染症
　　(1)1か月以上持続する粘膜，皮膚の潰瘍を呈するもの　(2)生後1か月以後で気管支炎，肺炎，食道炎を併発するもの
　15. 進行性多巣性白質脳症
E. 腫瘍
　16. カポジ肉腫
　17. 原発性脳リンパ腫
　18. 非ホジキンリンパ腫
　19. 浸潤性子宮頸癌[HIVによる免疫不全を示唆する所見がみられる者に限る]
F. その他
　20. 反復性肺炎
　21. リンパ性間質性肺炎／肺リンパ過形成：LIP/PLH complex(13歳未満)
　22. HIV脳症(認知症または亜急性脳炎)
　23. HIV消耗性症候群(全身衰弱またはスリム病)

19.2％と報告されています[15]。

---

4 薬剤耐性菌のメカニズムと耐性菌

薬剤耐性菌とは，抗菌薬に対しての抵抗力が高くなり薬が効きにくくなった菌のことです。日本だけでなく世界中の国々で抗菌薬の不適切使用を背景とする薬剤耐性菌が増加していますが，それらを治療するための新しい抗菌薬開発は減少傾向にあります[16]。薬剤耐性菌は国や地域を超えて移動するヒトや動物，食品などによって世界的規模で拡大することから，世界保健機関（World Health Organization：WHO）は，薬剤耐性菌対策を国際的な取組みを必要とする重要課題と位置づけて，2015年にglobal action planを採択しています。日本でも政府がこれに基づいてワンヘルス ●7・ワンアプローチの視野から「薬剤耐性（AMR）対策アクションプラン」をまとめ，薬剤耐性菌対策への取組みが行われています[17]。

1 薬剤耐性菌のメカニズム

細菌はさまざまな方法で自らの身を抗菌薬から守ろうとします。

（1）酵素による不活性化

①分解

細菌が抗菌薬を分解する酵素を産生することで抗菌薬が効かなくなります。ペニシリン系抗菌薬などでは，βラクタマーゼが産生されることでβラクタム環に作用し不活化することで耐性化します。黄色ブドウ球菌のペニシリン耐性獲得メカニズムはこれにあたります。

②修飾

細菌が抗菌薬に化学基を付加する酵素を産生することで抗菌薬が効かなくなります。アミノグリコシド系抗菌薬では，産生されたアセチル基，アデニル基，リン酸基が抗菌薬に付加されることにより耐性化します。アミノグリコシド耐性酵素は，黄色ブドウ球菌やシュードモナス属（*Pseudomonas*）などに存在しています。

（2）抗菌薬作用点の変異

細菌の内膜にある抗菌薬が作用する部分が変異して結合できなくなることで，抗菌薬が効かなくなります。黄色ブドウ球菌や肺炎球菌のペニシリン結合蛋白（penicillin-binding protein：PBP）やニューキノロン系抗菌薬に対するDNAジャイレース（DNA gyrase）の変異などがあります。

（3）抗菌薬作用点への到達阻害

①抗菌薬排出ポンプ

細菌は自身に有害な物質を排出する特殊な機能をもっています。抗菌薬が細胞質内にいったん取り込まれても，有害物質であると判断すると能動的に排出します。緑膿菌の多剤耐性化のメカニズムとして考えられ，βラクタム系抗菌薬，ニューキノロン系抗菌薬，テトラサイクリン系抗菌薬などの複数の抗菌薬を排出します。

🔍 **key word ≫7** ワンヘルス（one health）：ヒト，家畜，野生動物と環境中の微生物を一体としてとらえる概念。ヒトの健康を守るためには，動物や環境にも目を配って取り組む必要がある。例えば，家畜の発育促進に用いられる抗菌薬投与は，ひいてはそれらの家畜を摂取するヒトに影響を与える。そのため，感染症対策や薬剤耐性対策では，動物，ヒト，環境等の関連する分野が一体となったワンヘルスの概念に基づいた取組みが重要である。

②抗菌薬透過性の低下

　グラム陰性菌の最表層にある外膜は，もともと特定の抗菌薬を通しにくくできています。そのため，緑膿菌などのグラム陰性菌は，いくつかのβラクタム系抗菌薬の透過性が低く自然耐性を有します。

③バイオフィルム

　緑膿菌などでは産生した多糖体（グリコカリックス）とフィブリンからバイオフィルムをつくって細菌を保護し，抗菌薬が細菌に到達することを物理的に阻害します。

② 薬剤耐性遺伝子の伝達

　細菌の遺伝子は染色体DNAが複製し細胞分裂することで伝達される垂直伝播以外に，水平伝播（接合伝達，形質導入など）によっても伝達されます。

（1）接合伝達

　細菌には，染色体DNAとプラスミドと呼ばれるDNAがあり，どちらも薬剤耐性遺伝子をもつことができます。プラスミドは接合伝達能を有していることが多く，同菌種だけでなく他菌種とも接合して複製したプラスミドを伝達することができます。プラスミド上に薬剤耐性遺伝子がある場合，接合伝達によって同菌種だけでなく他菌種にも薬剤耐性遺伝子が伝播されます。

（2）形質導入

　細菌に感染するウイルスであるバクテリオファージが薬剤耐性菌に取り付いて，自身の核酸を細菌内に注入して感染し増殖する過程で薬剤耐性遺伝子を取り込み，薬剤耐性遺伝子を保有したバクテリオファージが誕生します。その薬剤耐性遺伝子をもったバクテリオファージが他の細菌に感染することで薬剤耐性遺伝子が伝播されます。

③ メチシリン耐性黄色ブドウ球菌（methicillin-resistant *Staphylococcus aureus*：MRSA）

　MRSAは感染症法における5類感染症の指定医療機関定点把握対象疾患です。βラクタム系抗菌薬など多くの抗菌薬に耐性を示します。日本では，医療施設で検出された黄色ブドウ球菌に占めるMRSAの割合は2005年では60％を超えていましたが，現在は47.5％と減少傾向にあるもののMRSA菌血症による死亡数は年間4,000人を超えると推定されています[18]。MRSAが検出された患者には接触予防策を行い，手指衛生や患者に使用する医療器材の取扱いに注意する必要があります。

④ バンコマイシン耐性腸球菌（vancomycin resistant enterococci：VRE）

　腸球菌はヒトの腸管や会陰部，腟，口腔内などの常在菌ですが，抗MRSA薬であるバンコマイシンに対して薬剤耐性を獲得した腸球菌をVREといいます。VREとして検出される腸球菌は主に*Enterococcus faecalis*と*Enterococcus faecium*です。病原性は弱いため，健康な人は感染症を発症しませんが，免疫力が低下している患者では心内膜炎，敗血症，尿路感染症などを引き起こすことがあります。バンコマイシン耐性遺伝子にはvanA，vanB，vanC，vanDなど複数ありますが，バンコマイシンやテイコプラニンなどのグリコペプチド系抗菌薬に高度耐性を示して医療関連感染で問題になるのはvanAとvanBです。

　VREは医療従事者の手を介して接触伝播するため，接触予防策を確実に行う必要があります。

5 基質拡張型βラクタマーゼ[extended-spectrum β − lactamases：ESBL(s)]産生菌

ESBLは，特定の菌種の耐性菌ではありません。ESBL産生菌は，ペニシリンなどのβラクタム環をもつ抗菌薬を分解するβラクタマーゼという酵素が，突然変異を起こしてこれまで分解できなかった第三世代のセフェム系抗菌薬やモノバクタム系抗菌薬までも分解できるように遺伝子を変化させた「変異型のβラクタマーゼ」を産生する菌の総称です。ESBL産生遺伝子は，菌のプラスミド上に存在します。プラスミドは菌種を超えて他の菌種にも遺伝子情報を伝達するため，ESBL産生遺伝子も伝達されます。ESBL産生菌は，特に大腸菌や肺炎桿菌(*Klebsiella pneumoniae*)などの腸内細菌科細菌から多く検出されますが，ほかにも緑膿菌，アシネトバクター属などの腸内細菌科以外のグラム陰性桿菌からも検出されます。

ESBL産生菌をつくらないためには第三世代セフェム系抗菌薬の乱用を避ける必要があります。またESBL産生菌の伝播予防には，接触予防策を行います。特にグラム陰性桿菌が好む湿潤環境，例えば尿道カテーテルを長期留置した患者の尿や，人工呼吸器，ネブライザーなどの取扱い時は手指衛生と手袋などの個人防護具の使用を遵守する必要があります。

6 多剤耐性緑膿菌(multidrug-resistant *Pseudomonas aeruginosa*：MDRP)

MDRPは感染症法における5類感染症の指定医療機関定点把握対象疾患です。緑膿菌はもともと多くの抗菌薬に自然耐性をもつため，カルバペネム系，フルオロキノロン系，アミノグリコシド系など限られた抗菌薬でしか治療することができません。これら3剤に耐性を示す緑膿菌がMDRPです。緑膿菌の特徴として湿潤した環境を好むため，MDRPが検出された患者には接触予防策を行い，特に便や尿などの排泄物の取扱い，尿路カテーテル，人工呼吸器，血管内カテーテルなどの医療デバイスの取扱い時は手指衛生と手袋などの個人防護具の使用を遵守する必要があります。

7 カルバペネム耐性腸内細菌科細菌(carbapenem-resistant *Enterobacteriaceae*：CRE)

CREは，グラム陰性菌感染症の治療で最も重要な抗菌薬であるカルバペネム系抗菌薬および広域β-ラクタム系抗菌薬に対して耐性を示す大腸菌や肺炎桿菌(*Klebsiella pneumoniae*)などの腸内細菌科細菌の総称です。プラスミド上に耐性遺伝子が存在するため，菌種を越えて耐性遺伝子が伝達されます。世界中で急速に拡大しており，ニューデリー・メタロβラクタマーゼ(New Delhi metallo-β-lactamase-1：NDM-1)産生菌やカルバペネマーゼ産生肺炎桿菌(*Klebsiella pneumoniae* carbapenemase：KPC)などが有名です。日本ではイミペネマーゼ(imipenemase：IMP)産生菌が多く検出されます。日本でも2014年に感染症法における5類感染症の全数把握対象疾患に指定されました。

CREは主に免疫力が低下した患者や術後患者，長期にわたり抗菌薬を使用している患者などが肺炎，尿路感染症，手術部位や皮膚・軟部組織の感染症，カテーテル関連血流感染(CRBSI)，敗血症，髄膜炎などを起こします。また，無症状で腸管等に保菌されることもあります。CRE感染症を発症した場合は，有効な抗菌薬が限られるため治療が難しくなる可能性があります。そのため，CREをつくらないためにカルバペネム系抗菌薬の乱用を避けることが重要です。

感染経路は主に接触伝播ですが，呼吸器感染症をきたした患者の場合では気道分泌物の飛沫による伝播の可能性もあります。CREが検出された患者には接触予防策を行い，手指衛生や患者に使用する医療器材の取扱いに注意する必要があります。

8 多剤耐性アシネトバクター（multi-drug resistant *Acinetobacter*：MDRA）

　アシネトバクター属は，グラム陰性の桿菌です。土壌や水中などの環境中に広く分布しています。医療施設の環境内にも分布しており，喀痰，尿，創傷，生体内留置カテーテルなどから分離されることがあります。

　アシネトバクター属のうち，メタロβラクタマーゼを産生することによりカルバペネム系抗菌薬，アミノグリコシド系抗菌薬，フルオロキノロン系抗菌薬に耐性を獲得したものがMDRAであり，肺炎やカテーテル関連尿路感染症の原因になります。MDRAが検出された患者には接触予防策を行い，患者の尿や尿道カテーテル，人工呼吸器，ネブライザーなどの取扱い時は，手指衛生と手袋などの個人防護具の使用を遵守する必要があります。

引用文献

1）De Andrés S, Ferreiro D, Ibánez M, et al：Clostridium difficile colitis associated with valaciclovir. Pharm World Sci, 26：8-9,2004.

2）Dial S, Delaney JA, Barkun AN, et al：Use of gastric acid-suppressive agents and the risk of community-acquired Clostridium difficile-associated disease. JAMA, 294：2989-2995, 2005.

3）Rodemann JF, Dubberke ER, Reske KA, et al：Incidence of Clostridium difficile infection in inflammatory bowel disease. Clin Gastroenterol Hepatol, 5：339-344, 2007.

4）Rouphael NG, O'Donnell JA, Bhatnagar J, et al：Clostridium difficileassociated diarrhea：An emerging threat to pregnant women. Am J Obstet Gynecol, 198：635.e1-635.e6, 2008.

5）Clabots CR, Johnson S, Olson MM, et al：Acquisition of Clostridium difficile by hospitalized patients：Evidence for colonized new admissions as a source of infection. J Infect Dis, 166：561-567, 1992.

6）厚生労働省：平成30年　結核登録者情報調査年報集計結果.
https://www.mhlw.go.jp/content/10900000/000538633.pdf（accessed 2020-05-17）

7）公益財団法人結核予防会疫学情報センター：結核年報2018.
https://www.jata.or.jp/rit/ekigaku/toukei/nenpou/（accessed 2020-05-17）

8）Daley CL, Small PM, Schecter GF, et al：An outbreak of tuberculosis with accelerated progression among persons infected with the human immunodeficiency virus. N Engl J Med, 326：231-235, 1992.

9）大屋日登美，鈴木美雪，政岡智佳，他：医療機関の給水設備におけるレジオネラ属菌の汚染実態. 感染症誌, 92：678-685, 2018.

10）Heymann DL, ed：Control of Communicable Diseases Manual, 19th ed, American Public Health Association, Washington DC, 2008.

11）Steingart KR, Thomas AR, Dykewicz CA, et al：Transmission of measles virus in healthcare settings during a communitywide outbreak. Infect Control Hosp Epidemiol, 20：115-119, 1999.

12）Fine PEM：Community immunity. In：Plotkin SA, Orensten WA, eds, Vaccines 4th ed, pp1143-1461, Saunders, Philadelphia, 2006.

13）Nokes DJ, Anderson RM：The use of mathematical models in the epidemiological study of infectious diseases and in the design of mass immunization programmes. Epidemiol Infect, 101：1-20, 1988.

14）Koike K, Kikuchi Y, Kato M, et al：Prevalence of hepatitis B virus infection in Japanese patients with HIV. Hepatol Res, 38：310-314, 2008.

15）Koike K, Tsukada K, Yotsuyanagi H, et al：Prevalence of coinfection with human immunodeficiency virus and hepatitis C virus in Japan. Hepatol Res, 37：2-5, 2007.

16）厚生労働省：薬剤耐性ワンヘルス動向調査年次報告書2018.
https://www.mhlw.go.jp/content/10900000/000415561.pdf（accessed 2020-05-17）

17）厚生労働省：薬剤耐性（AMR）対策アクションプランNational Action Plan on Antimicrobial Resistance2016-2020.
https://www.mhlw.go.jp/file/06-Seisakujouhou-10900000-Kenkoukyoku/0000120769.pdf（accessed 2020-05-17）

18）Tsuzuki S, Matsunaga N, Yahara K, et al：National trend of blood-stream infection attributable deaths caused by Staphylococcus aureus and Escherichia coli in Japan. J Infect Chemother, 26：367-371, 2020.

Ⅲ 隔離予防策とスタンダードプリコーションの考え方

　保健医療福祉に従事するすべての人と場に共通する，基本的な知識と技術の1つが感染対策です。日常の業務においても災害時や未知の感染症発生時においても基本となります。現在の感染対策の基盤にある隔離予防策の基本は，患者を感染症診断で選別する対策ではありません。この隔離予防策に位置づけられるスタンダードプリコーション（標準予防策）と感染経路別予防策を理解し，実践できるように基本手技を習得しましょう。

> Check Point <

- すべての患者の汗を除く①血液，②体液，③粘膜，④損傷した皮膚を，感染の可能性がある対象として標準予防策を実践しましょう。
- 患者と家族，医療従事者の医療関連感染のリスクを減少させるための予防対策を実施しましょう。

1 隔離予防策の変遷（isolation precaution）

1 隔離と隔離予防策

　隔離（isolation）は，6〜18世紀までヨーロッパで繰り返し大流行した伝染病患者の隔離，疫病の潜伏期間の拘留に背景をもち，まだ病原体が発見されていなかった時代に，公衆衛生学的な取組みとして，水際対策として始まったことに端を発しています。住民を感染から守るために40日間の隔離期間を設け，感染がないことを確認し，隔離から解放されることに由来します。交通手段が発達した現在でも，検疫（quarantine）は国民の健康と安全を守るための重要な感染対策です。

　一方，病院での感染症患者の隔離（isolation）は，国内において伝染病予防法（1897年制定1999年廃止）の時代に，感染するおそれがある伝染性の強い伝染病の患者について，患者を隔離することで病気の流行を防ぐという考え方が長く基本とされていました。1999年に「感染症の予防及び感染症の患者に対する医療に関する法律」（「感染症法」と略）が制定され，感染症発生予防と患者の人権尊重と適切な医療提供が両立するように，感染症患者を一律に隔離対象とせず，感染症の特徴から1類感染症，2類感染症，3類感染症，4類感染症，5類感染症，新型インフルエンザ等感染症，指定感染症および新感染症と分類しました。感染症法には，基本指針等，感染症に関する情報収集と公表，就業制限その他の措置，消毒その他の措置，医療，新型インフルエンザ等感染症，新感染症，結核などについて規定されています。

現在の感染対策の基盤にある隔離予防策の基本は，患者を感染症診断で選別する対策ではありません。1987年，米国疾病予防管理センター（Centers for Disease Control and Prevention：CDC）が，ヒト免疫不全ウイルス（human immunodeficiency virus：HIV）の伝播予防としてユニバーサルプリコーションを提唱しました[1]。対策の背景に，B型肝炎の蔓延やHIVの発見，後天性免疫不全症候群（acquired immunodeficiency syndrome：AIDS）の流行などによる，医療従事者の血液由来の病原体に対する感染の危険性を最小限にとどめる対策を遵守する必要性があったためです。さらに生体物質隔離（body substance isolation：BSI）による湿性の生体物質への接触と空気媒介感染症に対する隔離予防策の考えが提言され，1996年スタンダードプリコーションと感染経路別予防策を基本とした「CDCガイドライン：病院における隔離予防策」が発表されました[2]。日本国内でも2000年以降急速にこの隔離予防策，すなわちスタンダードプリコーションと感染経路別予防策が浸透しました。

2 スタンダードプリコーション（標準予防策）の実際

　すべての患者に対して標準的に講じる疾患非特異的な感染対策です。血液やその他の体液への接触を最低限にすることを目的に，すべての患者の汗を除く①血液，②体液，③粘膜，④損傷した皮膚を感染の可能性がある対象とし，すべての患者に対して手指衛生や個人防護用具を適切に使用するなど予防策を標準的に行うことで，患者および医療従事者双方における医療関連感染の危険性を減少させるための予防対策です。

1 手指衛生
　すべての医療行為の基本となり，感染防止に対して一番大きな役割を果たすのが手指衛生であり，適切に行うことで，感染を減少することができます。（詳細は「第2部感染予防のための基本テクニックⅠ手指衛生」p42参照）。

2 防護用具の使用基準
　微生物との接触や伝播を防止する手段として，防護用具を適切に使用します。防護用具は血液や体液から粘膜や皮膚表面を保護するもので，手袋・ガウン・マスクのほか，アイプロテクション（眼の粘膜保護用：ゴーグル）・フェイスシールド（顔面保護用）があります。（詳細は「第2部感染予防のための基本テクニックⅡ防護用具の使用方法」p51参照）。

3 使用済み器具の取扱い，環境清掃
　血液，体液，分泌物で汚染した器具は皮膚との接触，衣服の汚染，微生物の伝播を避けるようにして扱います。再使用可能な器具は，Spauldingの分類（Spaulding EHが提唱した，消毒および滅菌のための医療器材分類方法）を基本に，その対象の感染のリスクをカテゴリー分類したうえで，適切な洗浄と滅菌あるいは消毒レベルを選択することが重要です。汚染された器材や環境への接触に際しては，交差汚染を避けるために手指衛生や防護用具の使用が重要です。（詳細は「第1部Ⅴ洗浄・消毒・滅菌」p24参照）。

　病室などの環境表面，ベッド，ベッド柵など日常的に清掃する手順が病院に備わっていることを確認します。また，その手順が実践されていることを確認します。特に手で頻繁に触れる環境表面等の清掃は重要です。

3 外来診療における隔離予防策

1 外来での隔離予防策の実際

　外来では，診断確定前の患者が多部門を移動し，多種多様な人々と接触する場面が多く生じます。そのため，患者間の感染や患者と医療従事者間の感染を予防する必要があります。ここでも基本になる感染対策は手指衛生や防護用具の適切使用などの標準予防策です。

2 一般病院における外来診療の流れと飛沫予防策，接触予防策の実践

　一般外来では，患者の症状に発熱と呼吸器症状があれば飛沫予防策を行い，激しい下痢など消化器症状があれば接触予防策を行います。小児患者で発熱と全身性の皮疹がみられるときや，麻疹など空気感染性疾患が疑われる場合は，空気予防策を行います。

　外来受付では，症状の申し出や受診目的を確認し，感染経路別予防策を遵守した優先診療を判断することが重要です。いずれの患者についても，標準予防策を基本にあらゆる感染の可能性を考えた準備と感染リスクを最小にする感染経路別予防策がとれるようにします。

引用文献

1）Centers for Disease Control：Recommendations for prevention of HIV transmission in health-care settings. MMWR, 36：1s-18s, 1987.
2）Centers for Disease Control：Update：universal precautions for prevention of transmission of human immunodeficiency virus, hepatitis B virus, and other bloodborne pathogens in health-care settings. MMWR, 37：377-388, 1988.

IV 感染経路別予防策の考え方

　隔離予防策の基本は，患者を感染症診断で選別する対策ではありません。しかし，一部の感染症は，感染もしくはその可能性がある患者に対して，標準予防策にさらに付加的な予防対策を講じることが必要となります。どのような場合に，付加的な予防対策として，感染経路別予防策を行うかを理解しましょう。微生物や感染症の特徴から，さらに徹底して感染経路を遮断する3つの予防策を理解しましょう。

> Check Point <

◎ 感染経路別予防策は，接触予防策，飛沫予防策，空気予防策の3種類からなります。
◎ 対象となる感染症に特異的な感染経路を遮断するため，標準予防策に加えて実施しましょう。

1 感染経路別予防策とは[1]

　一部の感染症では，感染もしくはその可能性がある患者に対して，スタンダードプリコーション（標準予防策）にさらに付加的な予防対策を講じることが，**図1**に示すように場合によっては必要と

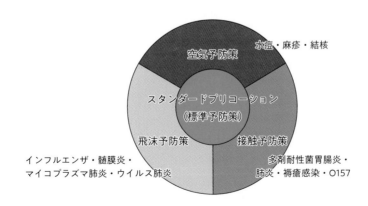

感染症に感染している，もしくはその可能性がある
患者に対する付加的隔離処置

◎ 図1　感染経路別予防策

なります。こうした付加的な予防対策の必要性を決定するために感染症の有無を診断することは重要です。感染症患者には，標準予防策に加えて，該当する感染経路別予防策を実施します。

2 接触感染（contact transmission）

1 接触感染で重要な微生物：薬剤耐性菌，クロストリジウム・ディフィシル，ロタウイルス，ノロウイルスなど

　対象疾患としては，多剤耐性菌による胃腸炎や肺炎・褥瘡感染，およびO157胃腸炎，疥癬，流行性角結膜炎などがあり，感染性物質との接触や患者ケアの過程で受けた汚染を拡大しないよう，患者との直接接触や間接接触時には，標準予防策とともに接触予防策を実践します。

2 接触予防策

- ・手指衛生を徹底し，標準予防策に従って手袋を使用，さらに病室に入る際，手袋を着用する。微生物濃度の高い汚染物（排泄物，創部排液）に触れた際は，手袋を交換する。患者の周囲を離れる前に手袋を外し，手指衛生を行う。嘔吐物や排泄物などとの接触が予測される場面には，手袋，ガウンまたはエプロンを着用し，ケアが終了したら速やかに個人防護具を廃棄し，手指衛生を行う。
- ・患者は個室への配置が望ましい。同じ病原体の保菌者および感染症患者は，集団隔離（コホーティング）も可能であるが，個室および集団隔離が難しい場合は，ベッド間距離を1m以上に保つことが望ましく，カーテンなどで仕切りを設ける。
- ・患者の移動や移送が必要な場合は，感染部位や保菌部位を覆う。
- ・患者ケアに使用した器具の取扱いは，可能な限り各患者専用の器具を使用する。やむを得ず器具を共用する場合は，次の患者に使用する前に，器具を正しく洗浄，消毒処理すること。

3 飛沫感染（droplet transmission）

1 飛沫感染で重要な微生物：インフルエンザウイルス，ムンプスウイルスなど

　対象疾患としては，百日咳，インフルエンザ，マイコプラズマ肺炎，風疹や流行性耳下腺炎などがあげられます。飛沫感染は，感染している患者の咳やくしゃみ，会話や処置などで発生した微生物を含む5μm以上の大きさの飛沫が，感受性のある人の口腔粘膜，鼻粘膜，結膜等の粘膜に付着することによって感染します。患者との接触時には標準予防策とともに飛沫予防策を実践します。

2 飛沫予防策

- ・飛沫粒子は1m程度の距離で落下するため，患者の2m以内でケアを行う場合，サージカルマスクを着用し，可能であれば患者にもマスク着用を求める。
- ・手指衛生を徹底する。
- ・患者は個室への配置が望ましい。同じ病原体の保菌者および感染症患者は，集団隔離（コホーティング）も可能であるが，個室および集団隔離が難しい場合は，ベッド間距離を1m以上に保つことが望ましく，カーテンなどで仕切りを設ける。
- ・患者の移動や移送が必要な場合，飛沫を最小限に抑えるため，患者はマスクを着用する。

空気感染(airborne transmission)

□ 空気感染で重要な微生物

　マイコバクテリウム属に属する結核菌群(*Mycobacterium tuberculosis, Mycobacterium bovis, Mycobacterium africanum*)，麻疹ウイルス，水痘(帯状疱疹)ウイルスなどがあります。

　これらの空気媒介病原体によって感染している患者，またその疑いがある患者には標準予防策とともに空気予防策を実践します。空気媒介病原体は咳やくしゃみなどで飛散した微生物を含む飛沫が蒸発し，その残余飛沫核(5μm以下の大きさ)が気流により室内および空中を浮遊し，病原体を含む飛沫核を感受性のある人が吸入することによって感染します。患者との接触時には標準予防策とともに空気予防策を実践します。

② 空気予防策

- ・結核患者は原則として結核病床への入院が必要となるが(医療法第7条第2項第3号)，一部結核患者収容モデル事業実施病院は要件を満たすことで，結核患者の収容を行うことができる。
- ・患者病室は独立空調で陰圧設定管理された個室を原則とする。時間あたり6～12回の換気，空気を外部へ排出する前や再循環前にHEPAフィルターを通すなど適切な換気，あるいは高性能ろ過フィルター設備の病室へ患者を配置し，入退室時以外扉は閉めておく。やむなくコホーティングする場合，同じ病原体に限定し，他の感染が認められないこと，薬剤耐性(感性)の水準が同じであることを基本とする。
- ・患者との接触時や入室時には呼吸器保護用具(N95微粒子用マスクなど)を適切なフィットテストとフィットチェックを経て着用する。麻疹や水痘であれば免疫をもつ人が介護・看護に優先的にあたり，呼吸器保護用具は不要である。やむを得ず感受性のある職員が接する場合は，職員は呼吸器保護用具を着用する。(N95微粒子用マスク着用方法の詳細は「第2部感染予防のための基本テクニックⅡ防護用具の使用方法」p51参照)。
- ・患者には病室外に出ないように指導する。移動が必要な場合，患者はサージカルマスクを着用する。

　引用・参考文献

1) Siegel JD, Rhinehart E, Jackson M, et al；Health Care Infection Control Practices Advisory Committee：2007 Guideline for Isolation Precautions：Preventing Transmission of Infectious Agents in Health Care Settings. Am J Infect Control, 35(Suppl)：s65-s164, 2007. Last update：July 2019. https://www.cdc.gov/infectioncontrol/pdf/guidelines/isolation-guidelines-H.pdf(accessed 2020-04-01)

2) Centers for Disease Control：Recommendations for prevention of HIV transmission in health-care settings. MMWR, 36：1s-18s, 1987.

3) Centers for Disease Control：Update：universal precautions for prevention of transmission of human immunodeficiency virus, hepatitis B virus, and other bloodborne pathogens in health-care settings. MMWR, 37：377-388, 1988.

4) Jensen PA, Lambert LA, Iademarco MF, et al；Centers for Disease Control and prevention：Guidelines for preventing the transmission of mycobacterium tuberculosis in health-care settings, 2005. MMWR , 54：1-141, 2005.

5) Siegel JD, Rhinehart E, Jackson M, et al；Health Care Infection Control Practices Advisory Committee：Management of multidrug-resistant organisms in health care settings, 2006. Am J Infect Control, 35 (Suppl)：s165-s193, 2007. https://www.cdc.gov/infectioncontrol/guidelines/mdro/index.html(accessed 2020-04-01)

洗浄・消毒・滅菌

　ここでは，洗浄・消毒・滅菌の基本知識と患者に使用した器材の処理方法，そして廃棄物処理について紹介します。患者に使用した物品は，血液・体液などの物質が付着している可能性があります。よって，それらのすべての物品を感染性のあるものとして取扱います。しかし，すべてを同じように消毒または滅菌する必要はありません。物品によって，洗浄のみでよいのか，消毒または滅菌が必要かを考えます。

> Check Point <

◉ 患者に使用した物品の処理は，感染症の有無によって方法を変更するのではなく，使用目的や使用時に患者が受ける感染のリスクによって処理方法を選択しましょう。
◉ 消毒・滅菌を確実にするために事前に十分な洗浄を行いましょう。
◉ 洗浄業務を行うときは，個人防護具を使用しましょう。

1 洗浄（cleaning）

1 洗浄とは

　洗浄とは，異物（汚物，有機物など）を対象から除去することをいいます[1]。洗浄によって異物を除去しておかなければ，消毒や滅菌が無効になることがあります。そのため，消毒・滅菌を行う前に洗浄を行うことは非常に重要です。

2 洗浄処理の種類

（1）手動による洗浄

　流水下で専用容器に水を溜め，スポンジやブラシなどを使って，人の手でブラッシングすることにより，汚れを除去します。手動による洗浄は，感染源への曝露の危険性や鋭利器具による損傷の危険があるため，可能な限り最小限にとどめるほうがいいでしょう。

（2）酵素製剤や洗浄剤を使用する洗浄

　洗浄の際，酵素洗浄剤●1などの洗剤を使用する方法です。血液，体液などによる汚染が著しく

---

one point ≫1 酵素洗浄剤などの浸漬用洗剤は，酵素の種類により使用方法（濃度や温度，時間など）が異なるため，取扱い説明書を必ず読むことが大切です。

ある器材は水洗い後に浸漬します。

　器材の材質や形状，また洗浄機器によって，適切な洗浄剤を選択する必要があります。器材や洗浄機器の添付文書をあらかじめ確認し，推奨されている洗浄剤を使用する必要があります（**表1**）。

（3）自動洗浄装置（ウォッシャーディスインフェクターなど）による洗浄（写真1）

　洗浄剤による化学的作用と高温洗浄水の物理的作用によって，汚れを除去する装置を使った洗浄で，「洗浄→消毒→すすぎ→乾燥」までの工程を自動で行うことができます。

　高温洗浄によって，病原微生物による感染性を消失させることができます。しかし，滅菌水準に達することはできません。

（4）超音波洗浄機による洗浄（写真2）

　超音波によって生み出されるキャビテーションエネルギーによる衝撃波によって汚れを除去する洗浄機を使った洗浄で，殺菌作用はありませんが，器械の表面に付着する微生物やパイロジェン（発熱物質）などを除去します。

　ゴムやプラスチック，シリコンなどは超音波を減弱させるため，超音波洗浄は不適です。

● 表1　洗浄剤の種類と使用用途

種類	特徴	用途
中性洗浄剤	アルカリ性洗浄剤と比べると洗浄力は低いが，人体や器材への影響が少ない	手動による洗浄
中性酵素洗浄剤	界面活性剤とプロテアーゼの作用により汚れを分解し，洗浄効果が増大する。皮膚への刺激が少ない	手動による洗浄，浸漬洗浄
弱アルカリ性酵素洗浄剤	アルカリ成分と酵素の作用により，安定した洗浄性を発揮する。中性洗剤より洗浄効果が高い	浸漬洗浄，ウォッシャーディスインフェクター，超音波洗浄機
アルカリ性洗浄剤	血液やたんぱく質に対する洗浄力が優れている。皮膚に付着すると炎症を起こす危険性があるため，注意が必要である	ウォッシャーディスインフェクター，超音波洗浄機

小林寛伊, 永井勲, 大久保憲, 他：鋼製小物の洗浄ガイドライン2004. 日本医科器械学会（病院サプライVol 9, No. 1 別刷）, 2004. を参考に筆者作成

● 写真1　ウォッシャーディスインフェクター

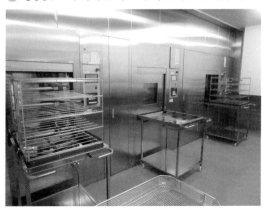

● 写真2　超音波洗浄機

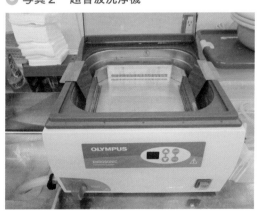

③ 洗浄効果の判定

洗浄効果を判定する方法には，直接法と間接法があります。まずは日常的に「目視」で汚れが残存していないかを判定することが大切ですが，定期的に客観的な洗浄効果を判定する必要があります[2]。

（1）直接法

洗浄後の鋼製小物などに付着している残存物量を測定する方法で，残存たんぱく質測定，ATP（アデノシン三リン酸）測定，ヘモグロビンチェックなどがあります。

（2）間接法

動物由来のたんぱく質を塗布したインジケータを器材とともに洗浄し，洗浄後の塗布物残存量を肉眼で判定する方法です。

インジケータによる判定は自動洗浄装置（ウォッシャーディスインフェクターなど）や超音波洗浄機の運転ごとに使用することが望ましいですが，その日の最初の運転時に使用するなど，経済性などを考慮し各施設で決めておくとよいでしょう。

④ 洗浄時の注意

臨床現場で洗浄を行う場合は次の点に注意しましょう。

- 汚染を固着させないように，汚染器材は速やかに処理する：器材に付着した血液や汚れが乾燥すると，血液凝固やたんぱく質が固定し洗浄が困難になり，汚染物による腐食やさびの発生につながる。
- 汚染直後に洗浄するのが原則だが，速やかに汚染を除去できない場合は，水や酵素洗浄剤への浸漬や洗浄用スプレーを使用する方法がある[3]。
- 手動で洗浄するときは，汚染器材専用の流し台を決め，作業者は個人防護具（マスク，防水ガウン，未滅菌手袋，フェイスシールド）を着用する。
- 洗浄剤などを使用した場合はすすぎ洗いを十分に行い，十分に乾燥させる。

---

2 消毒（disinfection）

① 消毒とは

消毒とは対象から細菌芽胞を除くすべて，または多数の病原性微生物を除去する方法で，必ずしも微生物をすべて殺滅するものではありません[4]。

アメリカでは，無生物（環境，器械・器具・材料）を対象とする消毒薬を環境消毒薬（disinfectant），生体（皮膚，粘膜，創傷）を対象に使用する消毒薬を生体消毒薬（antiseptic）として分類していますが，ここでは環境消毒について説明します。

② 消毒の種類

消毒法には，物理的消毒法と化学的消毒法があります[4]。

（1）物理的消毒法

消毒薬を使用しないで微生物を殺滅する方法で，熱による消毒法と紫外線による消毒法があります。

乾燥した熱（乾熱）では160℃以上の高温でなければ殺菌効果は期待できませんが，湿った熱（湿熱）では80℃・10分間の処理で，芽胞以外の一般細菌を感染可能な水準以下に死滅または不活性化することができます。また，蒸気は熱水よりも高い殺菌性能があります。

患者に使用した器材などをそのまま洗浄し，熱消毒まで行うことができる装置として，ウォッシャーディスインフェクター，熱水洗濯機，食器洗浄消毒器，フラッシュイングディスインフェクターなどがあります。

（2）化学的消毒法

消毒薬を使用した消毒方法で，熱が使用できない場合の消毒方法です。適当な熱消毒の設備がない場合や，生体および環境，非耐熱性の医療器具などが対象となります。

消毒薬の使用方法として，浸漬法，清拭法，散布法，灌流法があります。燻蒸や噴霧法は，作業者の安全性や効果から考えると推奨できません。

①消毒薬の分類

Spaulding EHは消毒薬を高水準消毒薬，中水準消毒薬，低水準消毒薬の３つに分類しています[4]。

高水準消毒薬は，多数の細菌芽胞を除くすべての微生物を殺滅することができます。また，長時間の接触では真菌および芽胞などあらゆる微生物を殺滅することができます。

中水準消毒薬は，結核菌，栄養型細菌，ほとんどのウイルスと真菌を不活化します。なかには細菌芽胞を死滅させる消毒薬も存在しますが，すべてが細菌芽胞を死滅させるわけではありません。

低水準消毒薬は，ほとんどの細菌，数種のウイルス，数種の真菌を死滅させることができます。しかし結核菌や細菌芽胞など抵抗性のある微生物の殺滅はできません。

消毒薬は使用目的によって使い分ける必要があります（**表2**）。

②消毒薬使用時の注意

消毒薬を使用する場合は，その特性を十分に理解したうえで，取り扱うことが重要です。日常的には多くの消毒薬が使用されていますが，消毒効果に影響を与える因子〔対象物の形状（管腔など），消毒薬の濃度・曝露時間・温度・pHなど〕や，化学的残留物質による副作用，業務上の曝露には十分注意が必要です[1][4]（**表3**）。

また，可能な限り濃度測定を行い，消毒薬の効果を判定することも大切です。

● 表2　使用目的別にみた消毒薬の選択

区　分	消毒薬	環　境	金属器具	非金属器具	手指皮膚	粘　膜	排泄物による汚染
高水準	過酢酸	×	△	○	×	×	△
	フタラール	×	○	○	×	×	△
	グルタラール	×	○	○	×	×	△
中水準	次亜塩素酸ナトリウム	○	×	○	×	×	○[*1]
	ポビドンヨード	×	×	×	○	○	×
	アルコール	○	○	○	○	×	×
低水準	第四級アンモニウム塩	○	○	○	○	○	△
	両性界面活性剤	○	○	○	○	○	△
	クロルヘキシジングルコン酸塩	○	○	○	○	×	×
	オラネキシジングルコン酸塩	×	×	×	○[*2]	×	×

＊1　CDC Update：Management of patients with suspected viral hemorrhagic fever-United States. MMWR 1995；44：475-479.
＊2　手術部位皮膚消毒のみ
○：使用可能，△：注意して使用，×：使用不可

大久保憲，尾家重治，金光敬二・編：2020年版消毒と滅菌のガイドライン, p19, へるす出版, 2020.

● 表3　主な消毒薬の中毒症状と毒性

消毒薬	毒性
グルタラール	肺や気管支に伴う局所的炎症，胸部違和感，肺うっ血，肺間質の炎症 中枢神経障害（めまい，無気力，運動失調） 皮膚過敏症状（発しん，発赤）
次亜塩素酸ナトリウム	接触性皮膚炎 呼吸器刺激症状（咳嗽，声門浮腫，呼吸困難）
ホルムアルデヒドガス	ガス接触部に紅斑，咽頭・肺の刺激，喘息発作 発がん性
第四級アンモニウム塩	発しん，皮膚過敏症状，粘膜刺激症状，発がん性
両性界面活性剤	粘膜刺激症状

小林寛伊・編：新版　増補版　消毒と滅菌のガイドライン. pp8-43, へるす出版, 2015. を参考に筆者作成

3 滅菌（sterilization）

1 滅菌とは

　滅菌とは物体の表面上または液体内の微生物をすべて死滅させる工程で，無菌保証水準として 10^{-6} レベル🅰1 が採用されています[1]。

2 滅菌方法の種類とその特徴

　主な滅菌方法には以下の方法がありますが，滅菌する器材の材質や耐久性，構造，そして滅菌業務を行う人の安全性などに合わせて滅菌方法を選択する必要があります。また，経済性も考慮する必要があります。
- ・加熱法：高圧蒸気法，乾熱法
- ・照射法：放射線法，高周波法
- ・ガス法：酸化エチレンガス法，過酸化水素低温ガスプラズマ法
- ・ろ過法
- ・滅菌剤処理法（化学滅菌剤に長時間接触させる）

主な滅菌方法とその特徴を**表4**に示します。

🔍 **key word ≫1**　無菌保証水準：10^{-6} レベルとは，滅菌を行って1個の微生物が生き残る確率が100万回に1回であることを意味する[5]。

● 表4　主な滅菌方法とその特徴

	適応	利点	欠点	その他
高圧蒸気滅菌	高温高圧水蒸気に耐えるもの ガラス製品 磁製 金属製 ゴム製 紙製 繊維製の物品 水培地 試薬・液状医薬品など	①効率がよい ②残留毒性がない ③安価 ④液体の滅菌にも使用できる	①滅菌対象が熱に耐えられなければならない ②空気排除を完全に行わないと滅菌不全を起こす ③粉や油の滅菌には使用できない	
酸化エチレン(EO)ガス滅菌	高圧蒸気滅菌ができないもの 耐熱性や耐湿性の低いカテーテル類 内視鏡 麻酔関連器材 カメラ 腹腔鏡下手術器材など	低温で滅菌できるため，加熱による材質の変化がない	滅菌時間が長い EOは残留毒性の強いガスである →滅菌後，残留ガスを安全な値まで低下させて使用しなければならない	すべての微生物に有効であり，低温滅菌として耐熱性のない医療用器材の滅菌に広く利用できるが，作業者の曝露に対する配慮が重要で，使用規制がある EOには高い浸透性があり，包装・シールしてもそのまま滅菌できる
過酸化水素低温ガスプラズマ滅菌	金属製品，プラスチック製品等 高真空に耐えられないもの，プラズマが吸着してしまうセルロース類（天然素材の布，糸類，木製品，発泡スチロール，液体，粉体）は不適応	①非耐熱性，非耐湿性の製品の滅菌ができる(45℃) ②金属，プラスチック製品の材質への影響はほとんどない ③残留毒性がない。エアレーションが不要である ④滅菌の処理時間が短い ⑤給排水，蒸気，排気などの設備が不要である	①セルロース類は過酸化水素が吸着するため滅菌できない ②過酸化水素ガスは浸透性がないため，長狭の管腔構造物を滅菌しにくい（専用のブースターを装着する方法がある） ③粉体，液体は滅菌できない ④内腔が密閉される機器は破損の危険性がある	従来の木綿布，滅菌バック，不織布は使用できない 専用の包装容器を用いる

①満田年宏訳・著：医療施設における消毒と滅菌のためのCDCガイドライン2008. pp60-124, ヴァンメディカル, 2009.（Rutala WA, et al：CDC Guideline for Disinfection and Sterilization in Healthcare Facilities. 2008.）②小林寛伊・編：新版　増補版　消毒と滅菌のガイドライン. pp145-169, へるす出版, 2015. を参考に筆者作成

滅菌の保証には，滅菌バリデーションの実施と日常管理が必要です[6]。

滅菌バリデーションには，据付時適格性確認(installation qualification：IQ)，運転時適格性確認(operational qualification：OQ)，稼働性能適格性確認(performance qualification：PQ)がありますが，ここでは日常的な管理について説明します。

（1）機械的制御の監視と記録

滅菌器操作担当者は，毎回，滅菌器付属計器記録計で温度，圧力などを監視記録し，適切な滅菌工程が達成されていたことを確認します。

（2）化学的インジケータ(写真3)

化学的インジケータは，滅菌物が滅菌工程に曝されたか否かを区別するためのもので，生物学的インジケータと併用して使用します。包装内部に置かれた化学的インジケータは，滅菌物の滅菌後の無菌性は保証しませんが，その部位まで熱などの滅菌効果が到達したことを示します。化学的インジケータは包装外部用と包装内部用があり，いずれもすべての包装に使用します。しかし，包装材料にあらかじめプロセス・インジケータが印刷されている場合や，包装内部用化学的インジケータが透視可能で既滅菌物と未滅菌物の識別が容易な場合には，包装外部の化学的インジケータは必ずしも使用しなくてよいとされています。

（3）生物学的インジケータ(写真4)

生物学的インジケータは当該滅菌法に対して強い抵抗性をもつ指標菌の芽胞を一定菌数含むもので，滅菌工程終了後に培養し，死滅したことを確認します。培養は数時間～十数時間かかりますが，滅菌物の払い出しは判定後に行うほうがよいでしょう。判定前に払い出しを行うと，異常判定となった場合，リコールとなるからです。

生物学的インジケータは，高圧蒸気滅菌，過酸化水素低温ガスプラズマ滅菌の場合は1日1回以上，酸化エチレンガス滅菌の場合は毎回使用します。また，いずれの滅菌方法であっても，インプラント(生体植込み器具)を滅菌する場合は，毎回使用し，陰性結果を確認後払い出す必要があります。

● 写真3　化学的インジケータ

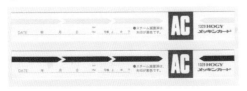

● 写真4　生物学的インジケータ

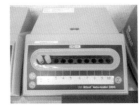 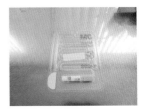

④ 患者に使用した物品の処理方法

患者に使用した物品の処理は，スタンダードプリコーション[2]の考えに基づき，すべての器材を感染の危険があるものとして考え，適切な防護具を使用して行います。また，取扱い前後は手洗いを励行しましょう。

🔍 **key word >>2**　スタンダードプリコーション：「第1部Ⅲ隔離予防策とスタンダードプリコーションの考え方」p19参照。

患者に使用した物品の処理は，感染症の有無によって方法を変更するのではなく，どのように使用されるのか，また使用時に患者が受ける感染のリスクはどうかを考え，処理方法を選択します。

　前述したSpauldingは，医療機器や器材を使用時における感染のリスクの程度に応じて，クリティカル（critical）器材，セミクリティカル（semicritical）器材，ノンクリティカル（noncritical）器材の３つにカテゴリー化することを考案しました[4][7]。これを参考に，患者に使用した物品の処理方法について，洗浄と消毒か，洗浄と滅菌かを判断します（**表5**）。

① クリティカル器材

　皮膚や粘膜を貫通する，もしくは無菌組織や血管系に挿入される器材をクリティカル器材といいます。

　細菌芽胞を含めた微生物で汚染された場合に感染の危険性が最も高いため，滅菌処理を必要とします。どうしても滅菌できないものに関しては，化学滅菌剤（グルタラール，過酢酸など）で長時間処理を行う方法もありますが，その場合，確実に予備洗浄を行い，接触時間と濃度，pHなどの条件を厳守した場合のみ可能とされます。

　対象の器材が再使用可能で，耐熱性の器材であれば，ウォッシャーディスインフェクターなどで洗浄処理を行った後，高圧蒸気滅菌を行います。

　非耐熱性の場合は，超音波洗浄や人の手による洗浄を行った後で，低温滅菌処理（過酸化水素低温ガスプラズマ滅菌・酸化エチレンガス滅菌）を行います。

② セミクリティカル器材

　粘膜または創傷のある皮膚と接触する医療器具をセミクリティカル器材といいます。

　無傷の粘膜は通常，一般的な細菌芽胞には抵抗性がありますが，結核菌やウイルスなどの微生物には感染しやすいため，多数存在が許容される細菌芽胞を除く，他の微生物はすべて殺滅しなくてはなりません。よって，高水準の消毒が必要です。しかし，一部のセミクリティカル器材（創傷のある皮膚に使用する体温計，水治療タンク）は，中水準消毒をします。

　対象の器材が再使用可能で，耐熱性の器材であれば，ウォッシャーディスインフェクターなどで洗浄と熱消毒を行います。その後クリティカル器材と同様に高圧蒸気滅菌を行ってもよいでしょう。

● 表5　リスクカテゴリー別対象器材と処理方法

リスクカテゴリー	対象器材	処理方法
クリティカル （無菌組織や血管系に挿入する）	手術器械，植込み器材，カテーテルなど	滅菌， 殺芽胞性薬品（長時間）による消毒
セミクリティカル （粘膜または創傷のある皮膚と接触する）	呼吸器系に接する用具（人工呼吸器回路，喉頭鏡など），麻酔用具，眼圧計，凍結手術用器具，軟性内視鏡	高水準消毒薬， 殺芽胞性薬品（短時間）による消毒
	創傷のある皮膚に使用する体温計，水治療タンク	中水準消毒薬による消毒
ノンクリティカル （創傷のない皮膚と接触する）	聴診器，便器，血圧測定のカフ，松葉杖，リネン類，ベッド柵，サイドテーブルなど	中水準消毒薬または 低水準消毒薬による消毒

小林寛伊・編：新版　増補版　消毒と滅菌のガイドライン．pp8-43，へるす出版，2015．を参考に筆者作成

非耐熱性の場合は，超音波洗浄や人手による洗浄を行った後で，グルタラール，過酢酸，0.1％（1,000ppm）以上の次亜塩素酸ナトリウムによる消毒を行います。高水準消毒薬による処理でも器材の安全は保たれますが，患者間で使用する場合は，洗浄後滅菌処理を行ったほうがより望ましいでしょう。

　セミクリティカル器材の消毒薬による処理後のすすぎには，水道水ではなく滅菌精製水による洗浄が推奨されます。水道水にはクリプトスポリジウム，非定型抗酸菌，レジオネラなどが存在する可能性があるからです。滅菌精製水がない場合は，水道水ですすいだ後，アルコールで洗浄し，強制空気乾燥をしなければいけません。内視鏡のような細かい構造の製品では，強制空気乾燥による保管前の乾燥によって，細菌の増殖に最適な湿潤環境がなくなるため，細菌汚染が減少します。

③ ノンクリティカル器材

　患者と直接接触しない，または創傷のない皮膚と接触するが粘膜とは接触しない器材をノンクリティカル器材といいます。

　創傷のない皮膚は，ほとんどの微生物に対する効果的なバリア作用があり，ノンクリティカルな医療器材により病原微生物が伝播される可能性は低く，無菌性は必須ではありません。よって，熱洗浄，または洗浄後に低水準消毒を行います。

　患者ケア器材以外のノンクリティカルな環境表面(ベッド柵，病室の家具類，ドアノブなど)についても，洗浄もしくは低水準消毒を行います。使用する薬剤としては0.1％第4級アンモニウム塩が適していますが，人の手がよく触れる場所にはアルコールを使用します[4]。

5 リネンの管理

　リネン[Q1]は多数の微生物に汚染されていると考えられますが，患者や作業担当者などへの感染リスクは低いと考えられます。しかし，感染力の強い病原体をもつ患者の血液・体液や排泄物などが付着している場合，リネンからの交差感染を最小にするための適切な処理が必要です。

　リネンの消毒方法[Q2]は，蒸気滅菌器等を使用し，100℃以上の湿熱に10分以上作用させる蒸気による消毒，80℃以上の熱湯に10分間以上の温水消毒をはじめ，次亜塩素酸ナトリウムなどによる消毒薬を使用する方法があります[4]。

　リネンの素材が耐熱性であれば温水消毒が安全でかつ安価な処理方法です。また，汚染しそうな場合はあらかじめ防水シートなどで汚染されないように覆っておくのもよいでしょう。

6 食器の管理[Q2]

　一般的には食器(唾液の付着)による直接的な感染は考えられないといわれています。

　食器の消毒が必要と思われているA型・B型・C型肝炎ウイルス，HIVウイルス，結核の感染症

Q evidence ≫1 HIVやC型肝炎ウイルスは80℃・10分間で不活性化し，B型肝炎ウイルスは92℃・2分間で感染性が消失する。

! one point ≫2 リネンを熱湯消毒するうえで大切なことは血液や体液が熱によりたんぱく凝固を起こさないようにすることです。低温水(35℃以下)による予備洗いを十分に行い，血液・体液を除去した後で本洗浄を行いましょう。

患者に使用した食器でも，病院内において規定どおりの洗浄・温水処理を行えば感染を起こすことはありません。

温水消毒が行われていれば，感染症患者が使用した食器は通常の返却方法でかまいません。特別でない限り，ビニールに入れる必要もありません。

7 理想的な器具・器械の洗浄・消毒・滅菌におけるシステム

1990年代，日本でもウォッシャーディスインフェクターが普及し，それまで行われてきた病棟や外来での一次洗浄・消毒を廃止しようという傾向がみられ[2]，厚生労働省医政局通知「医療機関における院内感染対策について」[9]においても，「現場での一次洗浄は極力行わずに，可能な限り中央部門で一括して十分な洗浄を行うこと」と明記されています。

ウォッシャーディスインフェクターがない場合であっても，各現場での一次洗浄・消毒を中止し，中央化することで，各現場における汚染の拡散を防止するとともに，熟練した職員による洗浄・消毒により品質管理を向上させることができます。ただし，中央化する場合は，使用器具などは密閉して搬送し，汚染の拡散を防止する必要があります（**写真5**）。

現場での一次洗浄の廃止といっても，患者に使用したすべての器材処理を中央滅菌材料室に依頼するのではなく，例えばノンクリティカル器材などは各現場で小型のウォッシャーディスインフェクターやベッドパンウォッシャー（**写真6**）などによる処理を行い，クリティカル器材については現場での一次洗浄を廃止し，中央滅菌材料室に返却する方法が理想的であると思われます。

◉ 写真5　使用済み器材搬送用密閉コンテナ　　◉ 写真6　ベッドパンウォッシャー

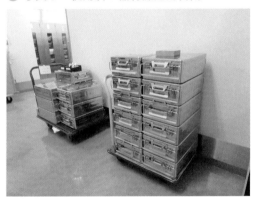

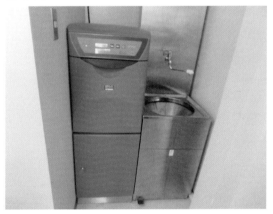

8 具体的な器具の取扱い（内視鏡）

1 硬性内視鏡

腹腔鏡や関節鏡などの硬性内視鏡は体内の無菌組織に挿入するため，クリティカル器材に分類されます。軟性内視鏡に比べて構造が単純で，耐熱性の素材であることが多く，洗浄や消毒・滅菌がしやすい構造になっています。

🔍 **evidence »2**　病院内の食器等の衛生管理は，「大量調理施設衛生管理マニュアル」[8]に基づいて行われている。

使用後は解体し，内腔や連結部の汚染を洗浄します。酵素系洗浄剤を用いた手動による洗浄だけではなく，超音波洗浄機も有効であり，自動洗浄装置（ウォッシャーディスインフェクターなど）による洗浄・消毒も効果的です。洗浄後，耐熱性のものは高圧蒸気滅菌，非耐熱性のものは過酸化水素低温ガスプラズマ滅菌や酸化エチレンガス滅菌を行います。

2 軟性内視鏡

消化器内視鏡などの軟性内視鏡は，消化器などの粘膜と接触するため，セミクリティカル器材に分類されます。消化器内視鏡を例に軟性内視鏡の構造をみると，非常に複雑になっています（**図1**）。

以下に軟性内視鏡の洗浄・消毒の手順を示します[10]。

（1）ベッドサイドでの洗浄（軟性内視鏡を患者から除去した直後）

①外側を濡れガーゼなどで清拭し，外側に付着した粘液，血液，汚物を除去する。

②洗浄剤などを200ml吸引し，吸引チャンネル内を洗浄する。

　消毒剤（アルコール，クロルヘキシジンなど）は，有機物を凝固させてしまうため使用しない。

③チャンネル洗浄アダプターを装着し，送気・送水チャンネルを洗浄する。

（2）漏水テスト

①内視鏡を光源から外して防水キャップを取り付ける。

②防水キャップの通気口金に漏水テスターを取り付け，内視鏡を水中に浸漬し，内視鏡から気泡が発生しないことを確認する。

③漏水テストは，テスト用機器，光源を利用するもの，自動洗浄機に附属するものがある。

（3）内視鏡外表面の洗浄

①専用の流し台で洗浄剤を使って，スポンジやガーゼなどで内視鏡外側の汚れを除去する。

②特に内視鏡の操作部，挿入部は丁寧に洗浄する。

③先端のレンズ面は，柔らかいブラシで洗浄する。

④鉗子起上装置のある内視鏡は，鉗子起上パイプに3〜5ml送水し，廃液がきれいになることを確認する。

（4）付属品の洗浄

・送気・送水ボタン，吸引ボタン，鉗子栓を外し，洗浄剤でブラッシング洗浄する。

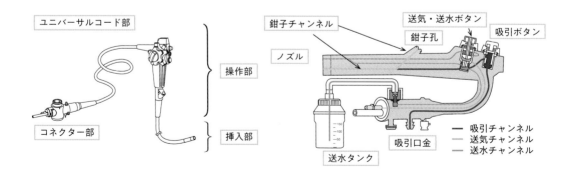

厚生労働省医政局地域医療計画課長通知：医療機関における院内感染対策について．医政地発1219第1号平成26年12月19日

● 図1　内視鏡の構造

（5）吸引・鉗子チャンネルの洗浄

①流水下や酵素洗浄剤の中でチャンネル専用のブラシを使って，ブラッシング洗浄を行う。

②ブラッシングは，チャンネル内の汚れが落ちるまで行う。

③ブラシは鉗子に合ったものを使用し，劣化したものは使用しない。

（6）洗浄機による洗浄・消毒

①洗浄機の使用手順に沿って内視鏡をセットし，洗浄，消毒を行う。

②洗浄機には，消毒前の内視鏡と消毒後の内視鏡が入るため，洗浄前の汚染した内視鏡と洗浄後の内視鏡を明確に区別する。

【洗浄機を使用しない場合】

高水準消毒薬で浸漬消毒し，すすぎを行い，消毒薬を洗い流す。すすいだ後で，アルコールを各チャンネルに注入し乾燥させる。外側は清潔なガーゼなどで清拭する。

（7）保管

・内視鏡のチャンネル内に水分が残っていると保管中に細菌が増加するため，送気・送水ボタン，吸引ボタン，鉗子栓などを装着せずにハンガーに掛けて汚染しないように保管庫で保管する。

③ 内視鏡関連器具

生検鉗子などの関連器具は無菌組織に使用するため，クリティカル器材に分類されます。使用後は，洗浄剤を使用し，ブラッシング洗浄を行います。超音波洗浄機による洗浄や自動洗浄装置（ウォッシャーディスインフェクターなど）による洗浄・消毒を行ってもかまいません。その後，十分に乾燥し滅菌します。また単回使用のものは感染性廃棄物として廃棄します。

9 単回使用医療器材の適切な使用

1 単回使用医療器材の再使用禁止

単回使用医療器材（single use devices：SUD）の再使用禁止については，厚生労働省医政局長通知[11)～13)]において繰り返し周知されていましたが，2017年，病院の手術部門において，添付文書に再使用禁止が明記されているSUDの一部を再使用していたことが判明しました。

これを受けて，再度，厚生労働省医政局通知「単回使用医療機器の取扱いの再周知及び医療機器に係る医療安全等の徹底について」[14)]によって，感染の防止を含む医療安全の観点から，添付文書で指定された使用方法等を遵守するとともに，SUDについては，特段の合理的理由がない限り再使用しないことと通知されました。

病院が独自の判断でSUDを使用後に再滅菌し再使用することは，製造メーカーによる安全性や性能の保証がなく，感染や製品の劣化などのリスクがあることを認識し，再使用しないのが原則です。

2 単回使用医療器材の再製造

SUD再使用の原則禁止が通知されているなかで，2017年7月，厚生労働省は，使用済みのSUDを医療機器製造販売業者がその責任のもとで適切に収集し，分解，洗浄，部品交換，再組立て，滅菌等の処理を行い，再び使用できるようにすること（「再製造」）に関する新たな仕組みを創設するため，法令整備を行ったことを発表しました[15)]。

再製造の仕組みには，再製造SUDの再製造には製造販売許可を必要とすること，再製造SUDは，

もともとのSUDとは別の品目として，製造販売承認を必要とすること，再製造SUDにかかわる医薬品医療機器法上の責任(安全対策，回収等)は，再製造を行った製造販売業者が担うこと，再製造SUDの品質，製造管理，トレーサビリティ[3]の確保等に関する基準の新設などが含まれています。

今後，この制度によって承認された再製造SUDの販売が開始されれば，医療現場で使用可能になりますが，購入にあたっては各医療機関が品質，安全性，価格などを十分に検討し判断する必要があります。

10 廃棄物処理(写真7)

環境省によると，廃棄物とは「ごみ，粗大ごみ，燃え殻，汚泥，ふん尿，廃油，廃酸，廃アルカリ，動物の死体その他の汚物又は不要物であって，固形状又は液状のもの(放射性物質及びこれによって汚染された物を除く。)」とされています[16]。

廃棄物は大きく「一般廃棄物」と「産業廃棄物」に分けられます。

1 一般廃棄物

一般廃棄物は産業廃棄物以外の廃棄物です。

2 産業廃棄物

産業廃棄物は事業活動に伴って生じた廃棄物のうち，燃え殻，汚泥，廃油，廃酸，廃アルカリ，廃プラスチック類，その他政令で定める廃棄物です。

産業廃棄物のうち，「爆発性，毒性，感染性その他の人の健康又は生活環境に係る被害を生ずるおそれがある性状を有するものを特別管理産業廃棄物」と分類されています。

感染性廃棄物は，特別管理産業廃棄物に指定されていますが，適正な処理を確保するために，「廃棄物処理法に基づく感染性廃棄物処理マニュアル」[17]が作成されています。

医療機関で排出される廃棄物は，感染性廃棄物の判断フロー（**図2**）[17]に沿って，感染性廃棄物と

写真7　感染性廃棄物容器

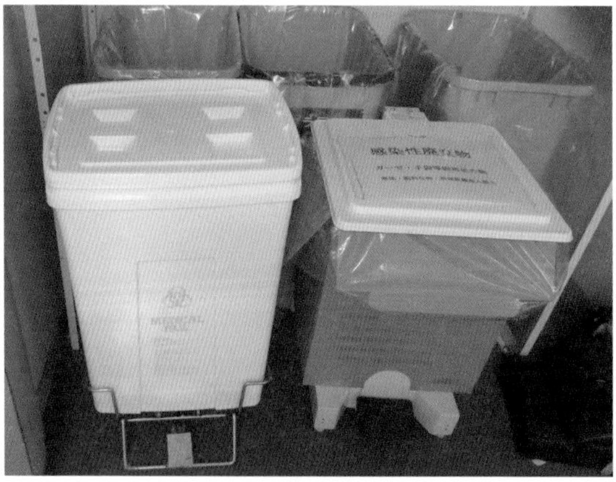

左：バイオハザードマーク「黄色」：(非貫通性容器)鋭利なもの等
右：バイオハザードマーク「橙色」：固形状のもの

key word »3 トレーサビリティ(traceability)：商品の生産・流通過程が追跡可能であること。

非感染性廃棄物に分別処理を行いますが，おむつの廃棄については，特定の感染症にかかるもの等のみ，感染性廃棄物となります（**表6**）。

　感染性廃棄物には関係者が感染性廃棄物と認識できるよう表示が必要とされており，バイオハザードマークが推奨されています。

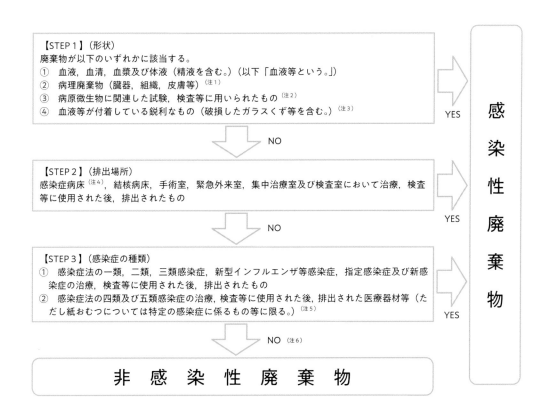

【STEP 1】（形状）
廃棄物が以下のいずれかに該当する。
① 血液，血清，血漿及び体液（精液を含む。）（以下「血液等という。」）
② 病理廃棄物（臓器，組織，皮膚等）（注1）
③ 病原微生物に関連した試験，検査等に用いられたもの（注2）
④ 血液等が付着している鋭利なもの（破損したガラスくず等を含む。）（注3）

NO

【STEP 2】（排出場所）
感染症病床（注4），結核病床，手術室，緊急外来室，集中治療室及び検査室において治療，検査等に使用された後，排出されたもの

NO

【STEP 3】（感染症の種類）
① 感染症法の一類，二類，三類感染症，新型インフルエンザ等感染症，指定感染症及び新感染症の治療，検査等に使用された後，排出されたもの
② 感染症法の四類及び五類感染症の治療，検査等に使用された後，排出された医療器材等（ただし紙おむつについては特定の感染症に係るもの等に限る。）（注5）

NO（注6）

YES → 感染性廃棄物

非 感 染 性 廃 棄 物

（注）　次の廃棄物も感染性廃棄物と同等の扱いとする。
　　　・外見上血液と見分けがつかない輸血用血液製剤等
　　　・血液等が付着していない鋭利なもの（破損したガラスくず等を含む）
（注1）ホルマリン漬臓器等を含む
（注2）病原微生物に関連した試験，検査等に使用した培地，実験動物の死体，試験管，シャーレ等
（注3）医療器材としての注射針，メス，破損したアンプル・バイヤル等
（注4）感染症法により入院措置が講ぜられる一類，二類感染症，新型インフルエンザ等感染症，指定感染症及び新感染症の病床
（注5）医療器材（注射針，メス，ガラスくず等）ディスポーザブルの医療器材（ピンセット，注射器，カテーテル類透析等回路，輸液点滴セット，手袋，血液バッグ，リネン類等），衛生材料（ガーゼ，脱脂綿等），紙おむつ，標本（検体標本）等
（注6）感染性・非感染性のいずれかであるかは，通常はこのフローで判断が可能であるが，このフローで判断できないものについては，医師等（医師，歯科医師及び獣医師）により感染のおそれがあると判断された場合は感染性廃棄物とする。

廃棄物処理法に基づく感染性廃棄物処理マニュアル：環境省大臣官房　廃棄物・リサイクル対策部, 2018.
http://www.env.go.jp/recycle/misc/kansen-manual.pdf

● 図2　感染性廃棄物の判断フロー

● 表6　感染症ごとの紙おむつの取扱い

感染症法の分類	感染症名	紙おむつの取扱い（※1，※2）	備考
一類	エボラ出血熱，クリミア・コンゴ出血熱，痘そう，南米出血熱，ペスト，マールブルグ病，ラッサ熱	○	
二類	急性灰白髄炎，結核，ジフテリア，重症急性呼吸器症候群（病原体がベータコロナウイルス属SARSコロナウイルスであるものに限る），中東呼吸器症候群（病原体ベータコロナウイルス属MERSコロナウイルスであるものに限る），鳥インフルエンザ（病原体がインフルエンザウイルスA属インフルエンザAウイルスであってその血清亜型がH5N1，H7N9であるものに限る。「特定鳥インフルエンザ」という）	○	
三類	コレラ，細菌性赤痢，腸管出血性大腸菌感染症，腸チフス，パラチフス	○	
四類	E型肝炎，A型肝炎，炭疽，鳥インフルエンザ（特定鳥インフルエンザを除く），ボツリヌス症，オムスク出血熱，サル痘，ニパウイルス感染症，鼻疽，ヘンドラウイルス感染症，類鼻疽，レプトスピラ症，重症熱性血小板減少症候群（病原体がフレボウイルス属SFTSウイルスであるものに限る）	○	
四類	黄熱，Q熱，狂犬病，マラリア，野兎病，ウエストナイル熱，エキノコックス症，オウム病，回帰熱，キャサヌル森林病，コクシジオイデス症，腎症候性出血熱，西部ウマ脳炎，ダニ媒介脳炎，つつが虫病，デング熱，東部ウマ脳炎，日本紅斑熱，日本脳炎，ハンタウイルス肺症候群，Bウイルス病，ブルセラ症，ベネズエラウマ脳炎，発しんチフス，ライム病，リッサウイルス感染症，リフトバレー熱，レジオネラ症，ロッキー山紅斑熱，チクングニア熱，ジカウイルス感染症	×	ただし，血液等が付着したものは，感染性廃棄物に該当する
五類	クリプトスポリジウム症，麻しん，メチシリン耐性黄色ブドウ球菌感染症，アメーバ赤痢，RSウイルス感染症，咽頭結膜熱，A群溶血性レンサ球菌咽頭炎，感染性胃腸炎，急性出血性結膜炎，急性脳炎（ウエストナイル脳炎，西部ウマ脳炎，ダニ媒介脳炎，東部ウマ脳炎，日本脳炎，ベネズエラウマ脳炎およびリフトバレー熱を除く），劇症型溶血性レンサ球菌感染症，細菌性髄膜炎（侵襲性インフルエンザ菌感染症，侵襲性髄膜炎菌感染症，侵襲性肺炎球菌感染症に該当するものを除く），ジアルジア症，水痘，先天性風しん症候群，手足口病，突発性発しん，破傷風，バンコマイシン耐性黄色ブドウ球菌感染症，バンコマイシン耐性腸球菌感染症，百日咳，風しん，ペニシリン耐性肺炎球菌感染症，ヘルパンギーナ，無菌性髄膜炎，薬剤耐性緑膿菌感染症，流行性角結膜炎，薬剤耐性アシネトバクター感染症，カルパペネム耐性腸内細菌科細菌感染症	○	
五類	インフルエンザ（鳥インフルエンザおよび新型インフルエンザ等感染症を除く），ウイルス性肝炎（E型肝炎およびA型肝炎を除く），後天性免疫不全症候群，性器クラミジア感染症，梅毒，クラミジア肺炎（オウム病を除く），クロイツフェルト・ヤコブ病，性器ヘルペスウイルス感染症，尖圭コンジローマ，伝染性紅斑，播種性クリプトコックス症，マイコプラズマ肺炎，流行性耳下腺炎，淋菌感染症，侵襲性インフルエンザ菌感染症，侵襲性髄膜炎菌感染症，侵襲性肺炎球菌感染症	×	ただし，血液等が付着したものは，感染性廃棄物に該当する
新型インフルエンザ等感染症	新型インフルエンザ，再興型インフルエンザ	○	
指定感染症		○	
新感染症		○	

※1　○：感染性廃棄物　×：非感染性廃棄物
※2　○，×に従って感染性廃棄物と非感染性廃棄物とを分別して排出しない場合には，すべて感染性廃棄物として取扱うこと

廃棄物処理法に基づく感染性廃棄物処理マニュアル：環境省大臣官房　廃棄物・リサイクル対策部，2018.
http://www.env.go.jp/recycle/misc/kansen-manual.pdf

引用・参考文献

1）満田年宏訳・著：医療施設における消毒と滅菌のためのCDCガイドライン2008. pp60-124, ヴァンメディカル, 2009.（Rutala WA, et al：CDC Guideline for Disinfection and Sterilization in Healthcare Facilities. 2008.）

2）日本医療機器学会滅菌技師認定委員会：洗浄評価判定の指針を調査・作成するための検討WG：洗浄評価判定ガイドライン. 日本医療機器学会, 2012.

3）小林寛伊, 永井勲, 大久保憲, 他：鋼製小物の洗浄ガイドライン2004. 日本医科器械学会（病院サプライVol 9, No. 1別刷）, 2004.

4）小林寛伊・編：新版　増補版　消毒と滅菌のガイドライン. pp8-43, へるす出版, 2015.

5）小林寛伊・編：新版　増補版　消毒と滅菌のガイドライン. pp145-169, へるす出版, 2015.

6）小林寛伊・責任編集：医療現場における滅菌保証のガイドライン2015. 日本医療機器学会, 2015.

7）満田年宏訳・著：医療施設における消毒と滅菌のためのCDCガイドライン2008. pp22-26, ヴァンメディカル, 2009.（Rutala WA, et al：CDC Guideline for Disinfection and Sterilization in Healthcare Facilities. 2008.）

8）大量調理施設衛生管理マニュアル　最終改正. 生食発0616第1号平成29年6月16日付
https://www.mhlw.go.jp/file/06-Seisakujouhou-11130500-Shokuhinanzenbu/0000168026.pdf（accessed 2020-03-10）

9）厚生労働省医政局地域医療計画課長通知：医療機関における院内感染対策について. 医政地発1219第1号平成26年12月19日

10）日本消化器内視鏡技師会安全管理委員会編：内視鏡の洗浄・消毒に関するガイドライン（第2版）. 日本消化器内視鏡技師会, 2004.
http://www.jgets.jp/CD_GL2.html（accessed 2020-03-10）

11）厚生労働省医政局長通知：単回使用医療用具に関する取り扱いについて. 医政発第0209003号平成16年2月9日

12）厚生労働省医政局長通知：単回使用医療機器（医療用具）の取り扱い等の再周知について. 医政発0619第2号平成26年6月19日

13）厚生労働省医政局長通知：単回使用医療機器（医療用具）の取り扱い等の再周知について. 医政発0827第15号平成27年8月27日

14）厚生労働省医政局通知：単回使用医療機器の取扱いの再周知及び医療機器に係る医療安全等の徹底について. 医政発0921第3号平成29年9月21日

15）厚生労働省報道資料：単回使用医療機器の「再製造」に関する新しい制度を創設します. 平成29年7月31日
https://www.mhlw.go.jp/stf/houdou/0000173092.html（acceessed 2020-06-09）

16）環境省：廃棄物の処理及び清掃に関する法律. 平成29年6月16日公布（平成29年法律第六十一号）改正.

17）廃棄物処理法に基づく感染性廃棄物処理マニュアル：環境省大臣官房　廃棄物・リサイクル対策部, 2018.
https://www.env.go.jp/recycle/kansen-manual1.pdf（acceessed 2020-06-09）

18）大久保憲・監：洗浄・消毒・滅菌関連製品をかしこく選びたいときにすぐに読む本. メディカ出版, 2016.

19）廣瀬千也子・監, 小野和代, 雨宮みち・編：洗浄・消毒・滅菌と病院環境の整備（感染管理QUESTION BOX 1）. 中山書店, 2005.

2 感染予防のための基本テクニック

I 手指衛生

II 防護用具の使用方法

III 無菌テクニックと滅菌物の取扱い

IV 微生物培養検査の検体採取方法

V 血液由来病原体による職業感染防止対策

VI 新型コロナウイルス(SARS-CoV-2)の感染防止対策

手指衛生

感染対策における手指衛生は，最も基本的で重要な行為です。なぜなら直接患者に触れる医療従事者の手は，精巧な「医療器具」の一つであると考えるからです。汚染された医療器具を介しての感染伝播や交差感染を防ぐために，医療従事者の手指は常に清潔であることが求められています。最近は手指衛生に関連するさまざまな製品や，遵守を促す方法が提案されていますが，すべての職員が正しい方法と適切な場面で手指衛生を実施するのは簡単ではありません。手指衛生はそれ自体が単独のケアと考えるのではなく，日々の業務において一連の行為として手順に組み込む必要があります。

> Check Point <
▼

- ◎手指衛生の目的を理解しましょう。
- ◎手指衛生が実施しやすい環境を整えましょう。
- ◎手指衛生のテクニック(技術)とタイミング(機会)を習得しましょう。
- ◎手荒れ予防のためのスキンケアの必要性と方法を理解しましょう。

1 皮膚の汚れ

ヒトの皮膚には，もともとたくさんの微生物が定着[key word 1]しています。同じヒトでも身体の部位によって，定着している細菌数は異なります(**表1**)[1]。

医療従事者の手に付着している菌は，通過(一過性)菌と常在菌に分別されます。

1 通過(一過性)菌

患者や環境表面に接触することによって獲得する菌で，医療従事者の皮膚の表層に付着します。医療関連感染に関与する原因となります。通常の手指衛生で除去することが可能です。

2 常在菌

もともとヒトの身体に存在し，皮膚の深い層に定着しています。そのため通常の手指衛生では除

🔍 **key word ≫1** 定着：皮膚や粘膜に細菌がくっついていること。細菌が存在しているが，病気の原因になっていない状態。保菌ともいう。

● 表1　身体の部位別の細菌数

頭皮	1×10^6
腋窩	5×10^5
腹部	4×10^4
前腕	1×10^4
医療従事者の手	$3.9 \times 10^4 \sim 4.6 \times 10^6$

単位：コロニー形成単位(CFUs)/cm2

Centers for Disease Control and Prevention：Guideline for Hand Hygiene in Health-Care Settings Recommendations of the Healthcare Infection Control Practices Advisory Committee and the HICPAC/SHEA/APIC/IDSA Hand Hygiene Task Force. https://www.cdc.gov/mmwr/preview/mmwrhtml/rr5116a1.html より筆者作成

去しにくいです。日常のケアでは感染源になることはあまりありませんが，高度な清潔操作が必要な処置では感染源になることがあります。

2　手指衛生の種類と方法

手指衛生の種類には，**表2**に示すように3種類あります[2]。

● 表2　手指衛生の種類と方法

種類	方法
手洗い handwashing	石けんを用いて流水下で実施する
擦式手指消毒 antiseptic hand rub	アルコール濃度が60％以上のアルコールベースの消毒薬を使用する
手術時手洗い surgical hand antisepsis	事前洗浄として手洗いを実施し，その後アルコールベースの消毒薬で擦式手指消毒を行う

Centers for Disease Control and Prevention：Hand Hygiene in Healthcare Settings. https://www.cdc.gov/handhygiene/index.html より筆者作成

3　手指衛生が必要な場面

世界保健機関(World Health Organization：WHO)は，2009年に「手指衛生の5つのタイミング」を提唱しました[3]。それまでのガイドラインでは，ケアの場面ごとに手指衛生のタイミングが決められていたため実行するのが困難でした。適切な手指衛生を実現するためには，実際の場面が想像できることが重要です。

ただ，この5つの場面だけでは不十分であり，6番目のタイミングとして「手袋を外した後」を追加するのが望ましいです（**図1**）。

また，米国疾病予防管理センター（Centers for Disease Control and Prevention：CDC）では，擦式アルコール手指消毒薬と手洗いをする場面が明確に分けられています（**表3**）。

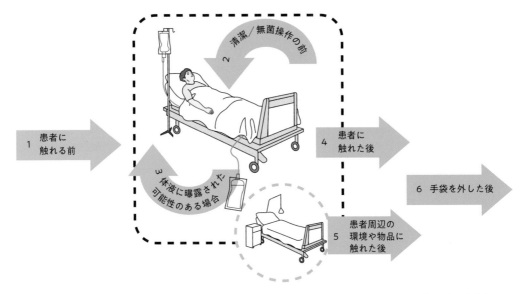

World Health Organization：WHO guidelines on hand hygiene in healthcare：First Global Patient Safety Challenge Clean Care is Safer care.
https://apps.who.int/iris/bitstream/handle/10665/44102/9789241597906_eng.pdf;jsessionid=5C4AEB411EAC41E06DA3BC56FD2B96
6A?sequence=1 より筆者作成

◉ 図1　WHO が推奨する手指衛生の5つのタイミング

◉ 表3　CDC による手指消毒と手洗いの場面

擦式アルコール手指消毒薬による手指消毒	石けんと流水による手洗い
・患者に触れる直前 ・清潔操作（留置デバイスの挿入など），あるいは侵襲的なデバイスを取扱う前 ・同じ患者でも体液に触れる部位から清潔な部位に触れるとき ・患者に接触後あるいは患者の周囲環境に触れた後 ・血液，体液あるいは汚染された表面に触れた後 ・手袋を外した直後	・手に，目に見える汚れがあるとき ・感染性の下痢がある（疑われる）患者ケアの後 ・芽胞菌（炭疽菌，ディフィシルのアウトブレイクなど）に汚染された（可能性のある）後

Centers for Disease Control and Prevention：Hand Hygiene in Healthcare Settings. https://www.cdc.gov/handhygiene/index.html
より筆者作成

4 石けんと流水による手洗い

　医療の現場では，患者の湿性生体物質 ◉2 の有機物に触れる機会が非常に多くあります。たんぱく質などの有機物で汚染された手指に擦式アルコール手指消毒薬を塗布しても，消毒の効果が不活化してしまいます。そのため，目に見える汚染があるときは，石けんを用いた手洗いにより物理的に汚染を除去することが必要となります。

　ただし，正しい手洗いを行わず洗い残しが生じると，手洗いしていないことと同様になるため，正確な技術の習得が必須となります。

・腕時計や指輪は外しましょう。
・爪は短くしておきましょう（2mm程度）。

🔑 key word ≫2 　湿性生体物質：血液，体液，分泌物，排泄物，粘膜などを指す。

・手洗いの所要時間は15 ～ 20秒

・手洗い後はペーパータオルで水分を十分に拭き取ります。

5 手洗いを始める前の確認

誰もがいつでも正しく手を洗うことができるような手洗い施設の環境整備が必要です（**写真1**）。

● 写真1　手洗い施設の環境整備

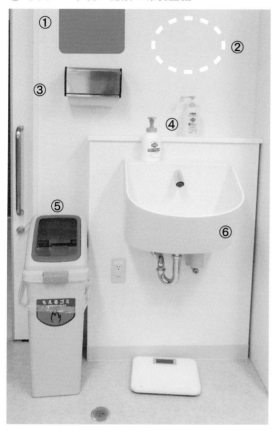

①手洗い手順のポスター：初めて手を洗う人でも，手順どおり実施できるため

②鏡がない：きれいになった手で顔や髪に触れるのを防ぐため

③ペーパータオル

④手洗い石けんとハンドローション

⑤ゴミ箱

⑥手洗い専用のシンク：自動水栓で，オーバーフロー穴は不要，水はねがしにくい構造

6 擦式アルコール手指消毒薬を用いた手指消毒

擦式アルコール手指消毒薬は，水道設備が不要であり，どんな場所でも手指衛生が実施できます。そのため，手指衛生が必要なケアが行われると思われる場所には，あらかじめ擦式アルコール手指消毒薬を設置しておくか，職員個人がそれぞれ携帯しておくことが望ましいです。

・擦式アルコール手指消毒薬を手のひらに適量（2 ～ 3 m*l*）とる。

・手のひらを擦り合わせ，その後手全体を擦りながら完全に乾燥させる。

・乾燥までには，20秒程度かかる。

アルコールに抵抗性のある微生物 ●3 に感染（あるいは疑い）している患者のケアの後には，手洗いを実施します。

🔍 key word ≫3　アルコールに抵抗性のある微生物：クロストリディオイディス・ディフィシル，セレウス菌，ノロウイルス，ロタウイルス，アデノウイルスなど。

7 手指衛生の手技

　液体石けんと流水による手洗いと擦式アルコール手指消毒薬による手指消毒の手順を**写真2，3**に示します。順番は入れ替わっても問題ありませんが，手順が抜けることないように注意しましょう。

● 写真2　液体石けんと流水による手洗い

動画で確認

※時計や指輪をしている場合は外す

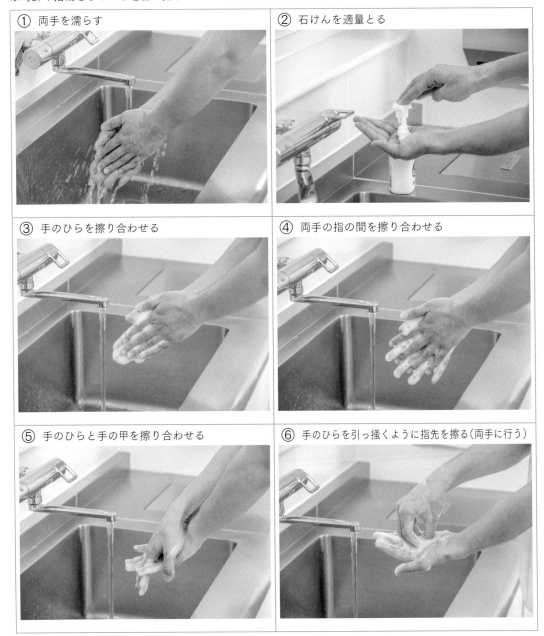

① 両手を濡らす	② 石けんを適量とる
③ 手のひらを擦り合わせる	④ 両手の指の間を擦り合わせる
⑤ 手のひらと手の甲を擦り合わせる	⑥ 手のひらを引っ掻くように指先を擦る（両手に行う）

⑦ 拇指はもう片方の手でねじるように擦る（両手に行う）

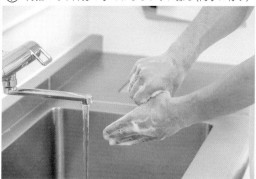

⑧ 手関節もねじるように擦る（両手に行う）

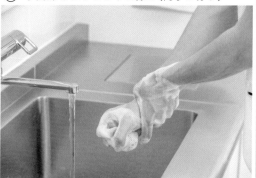

⑨ 流水で泡を完全にすすぐ

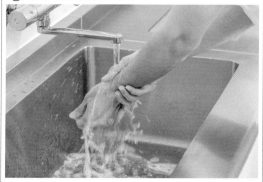

⑩ ペーパータオルで叩くように水分をとる

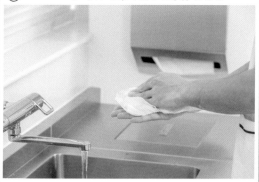

⑪ レバーを廃棄前のペーパータオルで押さえる

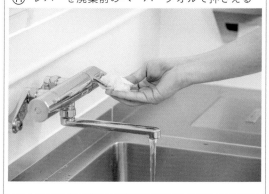

動画で確認

① 手指消毒薬を手のひらにとる

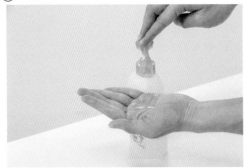

② 両方の手のひらを擦る

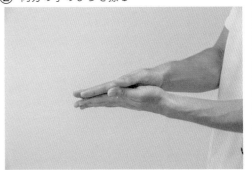

③ 手のひらを引っ掻くように指先を擦る（両手に行う）

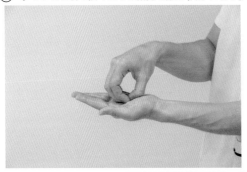

④ 両手の指の間を擦り合わせる

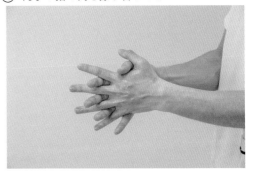

⑤ 手のひらと手の甲を擦り合わせる。指の間も擦り合わせる（両手に行う）

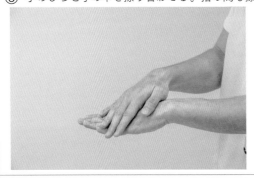

⑥ 拇指はもう片方の手でねじるように擦る（両手に行う）

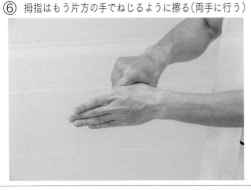

⑦ 手関節もねじるように擦る（両手に行う）

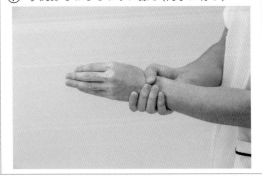

8 手洗いで洗い残しが起こりやすい部位

ヒトの手には，皺や傷などによって多数の凹凸が存在します。また，利き手側と利き手でないほうの手では力の入り具合も異なります。手指衛生を行う際には，洗い残しがないように意識しながら行いましょう（**図2**）。

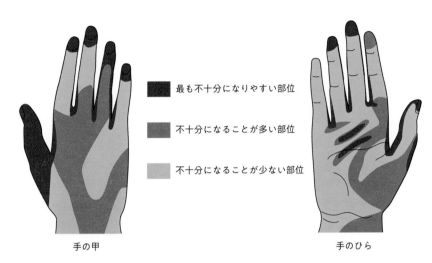

最も不十分になりやすい部位

不十分になることが多い部位

不十分になることが少ない部位

手の甲　　　　　　　　　　　　　　　　手のひら

Taylor L J：An evaluation of handwashing techniques-1. Nurs Times, 12：54-55, 1978.

● **図2　手洗いで洗い残しが起こりやすい部位**

9 手荒れ対策

手指衛生の回数が多い医療従事者は，手荒れが起こる可能性が高くなります。手荒れが起こると，本人の苦痛が伴うだけでなく，手に通過（一過性）菌が停滞することになります。そうすると手指衛生を実施しても，手に付着した汚染がとれず，手指を介した感染を引き起こすかもしれません。精巧な医療器具である医療従事者の手は，清潔にすると同時に日々のメンテナンスも必要です。

◀1▶ 手荒れ対策のポイント

石けんを用いて手を洗うことによって皮脂も洗い流されます。そのままにしておくと，肌は乾燥し，手荒れが起こりやすくなります。

（1）手洗い時の注意点

・石けんをとる前に，手全体を十分に濡らす。

・石けんの泡をすすぐときには，完全に洗い流す。

・頻回に温水を使用することは避ける。

・ペーパータオルで手を乾燥させるときには，擦らずに叩くように水分をとる。

・手が目にみえて汚れていないときには，擦式アルコール手指消毒薬による手指消毒を行う。

（2）日常的にスキンケアを行うこと

ハンドローションやハンドクリームを使ってスキンケアをすることは，手荒れ対策の最も重要なポイントです。業務中は何度も手洗いを実施するため，スキンケアをしても無駄だと諦めないで，休憩時間や会議の前などベッドサイドを離れる際にこまめにケアを心がけましょう。

② 手荒れ発生時の対策

一時的な手荒れであればスキンケアを見直すだけで改善することがあります。しかし，深い亀裂や痒み・痛みなどを自覚した場合は，皮膚科受診をし，積極的な治療が勧められます。そして，治療しながらも継続できる手指衛生の方法を検討しなければなりません。

亀裂があるため，擦式アルコール手指消毒薬が痛くて使えない場合は，非アルコール性の手指消毒薬や保湿効果の高い手洗い石けんなどの製品を使用することによって，手指衛生を継続することができます。

Column

手指衛生の実施状況を評価する方法

医療関連感染対策の一環として手指衛生の遵守率を計算し，病棟ごとの実施状況を把握したり，他施設とのデータと比較する機会が増えてきました。手指衛生を正しい技術と適切なタイミングで実施できているかを正確に評価することはなかなか難しいですが，感染対策を可視化するためにも必要な情報となっています。

評価の方法として，①量的評価：払い出し量，実際の使用量，個人から申告された量などを用いる方法，②質的評価：実際の臨床現場で，職員が手指衛生を実施している場面を直接観察する方法があります。どちらの方法も利点と欠点がありますので，両方実施するのが理想的ですが，まずは施設に応じた方法で実施してみましょう。データを収集する過程や結果のフィードバックをとおして，PDCAサイクルを回すことによって，感染対策のレベルアップにつながります。

引用文献

1）Centers for Disease Control and Prevention：Guideline for Hand Hygiene in Health-Care Settings Recommendations of the Healthcare Infection Control Practices Advisory Committee and the HICPAC/ SHEA/APIC/IDSA Hand Hygiene Task Force.
https://www.cdc.gov/mmwr/preview/mmwrhtml/rr5116a1.html（accessed 2020-06-01）

2）Centers for Disease Control and Prevention：Hand Hygiene in Healthcare Settings.
https://www.cdc.gov/handhygiene/index.html（accessed 2020-06-01）

3）World Health Organization：WHO guidelines on hand hygiene in healthcare：First Global Patient Safety Challenge Clean Care is Safer care.
https://apps.who.int/iris/bitstream/handle/10665/44102/9789241597906_eng.pdf;jsessionid=5C4AEB411 EAC41E06DA3BC56FD2B966A?sequence=1（accessed 2020-06-01）

防護用具の使用方法

　防護用具は医療者自身を病原体の曝露から守り，感染拡大を防止するための重要な手段です。医療者は使用の目的や必要な場面を理解し，正しい使用方法を習得する必要があります。施設側は適切な製品を選択できるように準備し，必要な場面で使用できるように設置場所の確保も必要です。医療者全員が適切に使用できるよう，使用の目的，場面，着脱の方法などを教育する機会を設け，マニュアルに掲載しておきましょう。

> Check Point <

◎ 防護用具の使用目的を理解しましょう。
◎ 防護用具が必要な場面を理解しましょう。
◎ 防護用具は自身の体型に合った製品やサイズを選択しましょう。
◎ 防護用具の正しい着用方法，外す方法，順番を理解し，感染性物質からの自身の曝露を防止しましょう。
◎ 防護用具使用後はただちに外し，手指衛生を実施しましょう。

1 手袋

　手袋は医療従事者の手指の汚染を防ぎ，手指を介した微生物の伝搬を予防するために使用します[1]。

1 手袋着用が必要な場面（標準予防策，接触感染対策）

　感染の有無に関係なく，血液や体液，粘膜，損傷のある皮膚に直接触れる可能性のある場合や血液，体液などで汚染されている可能性のある皮膚や器具，環境に触れる可能性のある場合に着用します（**表1**）。
　上記場面に加えて，接触感染により伝搬する微生物を保有している患者と直接接触する，あるいはそれらの微生物により汚染されている可能性のある器具や環境に触れる場合に着用します[1]
　（「第1部感染予防のための基本知識Ⅳ感染経路別予防策の考え方」p22②接触感染参照）。

2 手袋使用時の注意事項

　（1）手袋●1にはさまざまな材質があります。ビニール，プラスチック，ラテックスやニトリルな

● 表1　防護用具の必要な場面

場面	手袋	エプロン（ガウン）	外科用マスク	ゴーグル（アイシールド）
採血	○			
点滴挿入・注射	○			
おむつ交換＋陰部洗浄	○	○	○	○
気管挿管	○	○	○	○
気管吸引	○	○	○	○
口腔ケア（介助が必要な場合）	○	○	○	○
創傷処置	○		○	
創傷処置＋創部洗浄	○	○	○	○
排泄介助	○	○		○
排泄物の廃棄	○	○	○	○
患者が使用した物品の洗浄	○	○	○	○
汚染リネン交換	○	○	○	○
接触予防策が必要な患者の病室への入室時	○	○	○	

ど，その特性を理解したうえで，使用する手袋を選択する必要があります。

ラテックスやニトリルに比べて，ビニールやプラスチック素材のものは破れやすく，使用中の破損も起こりやすいです。また，伸縮性も低いので，手へのフィット感や操作性もよいとはいえません。したがって，採血等で鋭利器材を扱う，あるいは直接血液や体液に触れる可能性のある処置には適しません。

（2）手の大きさに合った手袋を選択します。できるだけ手首周囲が広がらず，手全体にフィットしているものを選択します。施設側は職員が適切なサイズを選択できるようにさまざまなサイズの手袋を準備しておくこと，すぐに使用できるような場所に設置するなどの工夫が必要です。

（3）手袋を取り出す前には必ず手指衛生を行います。

（4）ガウンを着用している場合は，ガウンの袖口を手袋で覆います。

（5）手袋は患者ゾーンから出る前に外します。

（6）患者との接触後に，電子カルテやその他の医療機器に触れる前には手袋を外し，手指衛生を行います。

（7）手袋交換が必要な場合[1]：

・手袋は患者ごとに交換する。

・同じ患者でも汚染部位に接触した後は，手袋を外すか交換する。例えば，創傷処置を行った後に点滴の流量調整をするなど

! one point ≫1　天然ゴムを使用している手袋では，ラテックスアレルギーが生じる場合があります。また，アレルギー反応だけでなく，手袋の製造過程で添加される化学物質により接触性皮膚炎を引き起こす場合もあります。手袋の着用により何らかの異常が生じた場合は，早めに皮膚科医の診察を受けましょう。

・手袋使用中に破損の可能性がある場合はただちに交換する。

（8）手袋は不要になったらすぐに交換します。手袋を着用したままで手指衛生を行ってはいけません。

（9）手袋の再利用は行いません。手袋は洗浄や消毒を行っても付着する微生物を完全に除去することは不可能です。また，洗浄や消毒により破損する可能性もあります。手袋の再利用は，MRSAおよびグラム陰性桿菌の伝搬と関連するという報告があります[1]。

（10）他の防護用具を組み合わせて着用する場合，最も汚染されやすい手袋は最後に着用し，外す場合は最初に外します[1]（**写真1**）。

（11）手袋には目に見えないピンホールがあること，手袋を外す際に手が汚染される可能性があることから，手袋を外した後はすぐに手指衛生を行います。

● 写真1　手袋の外し方

動画で確認

片方の手袋の袖口をつかむ

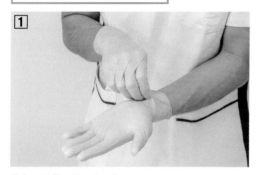

手袋を表裏逆になるように外す

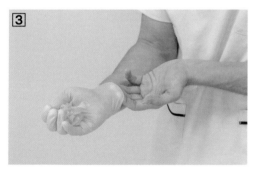

外した手袋は手袋を着用しているほうの手で持つ。
手袋を外した手を反対の手袋の袖口に差し込む

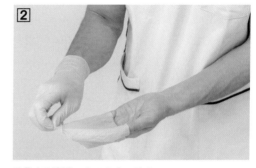

手袋を表裏逆になるように外す

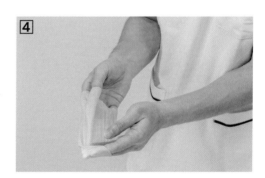

使用済みの手袋を廃棄し，手指衛生を行う

2 ガウンまたはエプロン

　ガウンまたはエプロンは医療者の腕や身体の露出部分を保護し，血液や体液，その他感染の可能性のある物質からの汚染を防ぐために使用します[1]。

1 ガウンまたはエプロンが必要な場面（標準予防策，接触感染対策）

　感染の有無に関係なく，血液や体液と接触する可能性のある場合に着用します。加えて，接触予防策（p22参照）が実施される場合，環境の汚染と微生物の伝搬を防ぐために，入室時の手袋とガウン着用が推奨されています[1]（p52表1）。

2 ガウンまたはエプロン使用時の注意事項

（1）ガウンやエプロンには，不織布やプラスチックなどの素材があります。ガウンもエプロンも湿性物質からの汚染を防ぐ必要があるため，撥水効果のある素材を選択するのが望ましいです。

（2）ガウンかエプロンのどちらを選択するかは，予測される物質との接触の程度，実施するケアや処置内容を考慮する必要があります。エプロンの場合は体幹部分しか保護できないため，多量の出血や熱傷など広範囲な病変がある場合や，皮膚と皮膚の直接接触により伝搬する疥癬などの場合は適しません。

（3）身体の大きさに合ったガウンまたはエプロンを選択します。施設側は職員が適切なサイズを選択できるようにさまざまなサイズを準備しておく必要があります。ただし，エプロンはワンサイズしかないメーカーがほとんどですので，導入の際は胸の開き具合，丈夫さなどを比較して選択する必要があるでしょう。また，すぐに使用できるような場所に設置するなどの工夫も必要です。

（4）ガウンもエプロンも患者ゾーンから出る前に外します。

（5）集中治療室や他の高リスク区域に入る際にルーティンにガウンを着用しても，感染を予防するという科学的な根拠はないため，着用する必要はありません[1]。

（6）ガウンとエプロンの脱ぎ方は**写真2，3**を参照してください。

● 写真2　ガウンの脱ぎ方

動画で確認

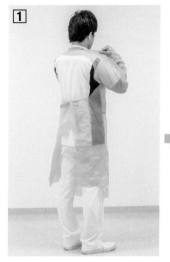

1 首ひもをちぎる

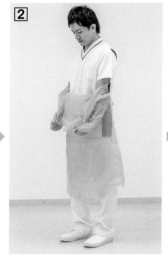

2 汚染面が内側になるように前に垂らす

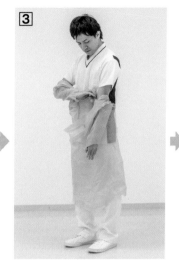

3 袖から両腕を抜く

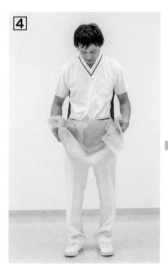

4 汚染面が内側になるように，腰の辺りで適当な大きさにまとめる

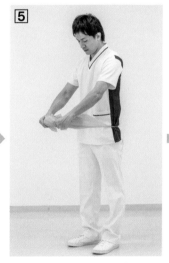

5 腰ひもをちぎって外し廃棄する

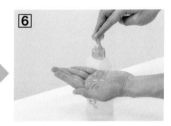

6 手指衛生を実施する

● 写真3　エプロンの脱ぎ方

動画で確認

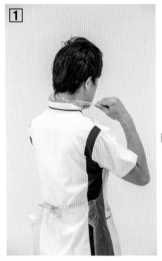

首ひもをちぎる

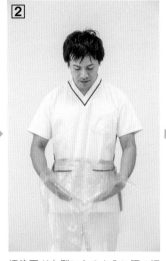

汚染面が内側になるように腰の辺りで折りたたむ

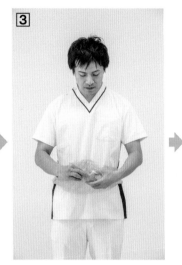

適当な大きさにまとめる

腰ひもをちぎって外し廃棄する

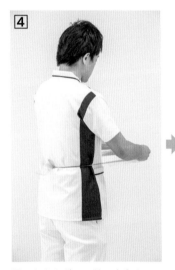

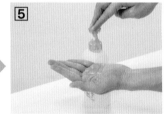

手指衛生を実施する

3 マスク

1 サージカルマスク

サージカルマスクは主に以下に示す3つの目的で使用します[1]。

・標準予防策および飛沫予防策に準じて，患者からの気道分泌物や血液，体液の飛散による病原体の伝搬を防ぐために医療者が着用する。
・無菌的な処置の際に，医療者が口や鼻に保菌している病原体を患者に曝露させないよう医療者が着用する。
・患者からの気道分泌物や血液，体液の飛散による病原体の伝搬を防ぐために患者自身が着用す

る(呼吸器衛生／咳エチケット)。

　口，鼻，眼を保護するために，サージカルマスクは後述のゴーグルと併用するか，顔面全体を防護するために，マスクとゴーグルの代わりにフェイスシールドを用いる場合もあります。傷がある場合の皮膚と同様，口，鼻，眼の粘膜に感染性のある病原体が触れると感染の可能性があります。したがってこれらを保護するための防護用具の使用は非常に重要です。

②サージカルマスクが必要な場面

　患者からの気道分泌物や血液，体液，あるいはこれらが混入している湿性の物質が飛散する可能性がある場合に着用します(p52表1)。

　加えて，『隔離予防策のためのCDCガイドライン』[1]では，脊髄造影や腰椎穿刺，硬膜外麻酔などの際に，医療者の口腔内の常在菌よる髄膜炎を防止するためにサージカルマスクを着用することが推奨されています。その他，飛沫感染(p22参照)により伝搬する微生物を保有している患者と密接に接触する際に着用します。ただし，この場合は患者の病室に入るタイミングで着用することが推奨されています。

③サージカルマスク使用時の注意事項

（1）空気感染によって伝搬する病原微生物を含む微粒子の吸入を防止する目的で使用するN95微粒子用マスクとサージカルマスクを混同しないよう注意が必要です。

（2）大量の気道分泌物や血液・体液が飛散する処置や検査などの場合は，サージカルマスクとゴーグルのみの組み合わせよりも，顔面全体を覆うことのできるフェイスシールドが適しています。施設側は曝露のリスクに応じた防護用具を選択できるように準備すること，必要時はすぐに使用できる場所に設置しておく必要があります。

（3）サージカルマスク着用時は，表裏を確認し(表面は撥水効果あり)，マスクのひだを伸ばして鼻から顎まで広く覆うこと，そしてノーズピースを鼻の高さに合わせてマスクと鼻の間に隙間ができないようにします。

（4）サージカルマスクは不要になればすぐに外して廃棄し，手指衛生を行います。

（5）サージカルマスクのつけ方と外し方の注意点は**写真4**を参照してください。

④N95微粒子用マスク

　N95微粒子用マスク(N95マスク)とは空気中に浮遊する0.3μmの微粒子を95％以上捕集できることが確認されているマスクです。N95微粒子用マスクは，空気感染(p23参照)により伝搬する微生物を保有している患者の病室に入室する際に着用します[1]。

⑤N95微粒子用マスクの着用方法とユーザーシールチェック

　ユーザーシールチェック●[2]はN95微粒子用マスクを着用する際に，空気の漏れがないかを確認するために実施します。両手でマスク全体を覆い，ゆっくり息を吐いたり吸ったりして空気が漏れないかを確認します(**写真5**)。空気の漏れを感じたら，鼻あての部分やゴムの長さ，マスクの位置などを調節し，それでも漏れが生じる場合はマスクのサイズ変更が必要です。可能なら入職時などの際にフィットテストを行い，自身の顔の大きさに合ったサイズを決め，空気の漏れが少ない着用方法を習得しておくのが望ましいでしょう。

● 写真4　サージカルマスクのつけ方と外し方

動画で確認

・つけ方

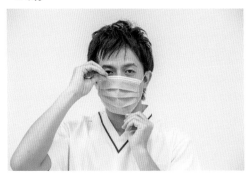

表裏を確認し（表面は撥水効果あり），マスクのひだ
を伸ばして鼻から顎まで広く覆う

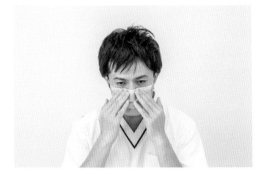

ノーズピースを鼻の高さに合わせてマスクと鼻の間
に隙間ができないようにする

・外し方

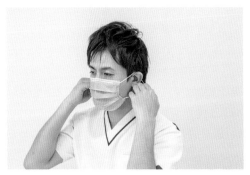

ゴムひもを持って外す

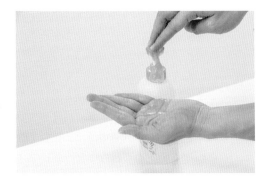

マスクを廃棄し手指衛生を行う

6 N95微粒子用マスク使用時の注意事項

（1）N95微粒子用マスクは入室前に着用し，病室を出た後に外します。

（2）N95微粒子用マスクは空気の漏れがないように正しく着用する必要があります。着用する
たびに毎回，ユーザーシールチェック[2]を実施します。

（3）N95微粒子用マスクにも写真5に示したような折りたたみ式やカップ型など形状が異なるも
のが販売されています。顔の大きさなどを考慮し，空気の漏れがないタイプのものを選択
し，写真5に示したように適切に着用する必要があります。空気の漏れの程度を測定し，適
切な着用ができているか確認するためにフィットテストの実施が推奨されています。フィッ
トテストには定性的フィットテストと定量的フィットテストの2種類があり（図1），このテ
ストを実施することで，空気の漏れが発生しにくい製品を確認し，施設としてどのタイプの
N95微粒子用マスクを導入するか選定の際の参考にもできます。

⚠ one point ≫2　ユーザーシールチェックは着用するたびに毎回フィットしているか確認しましょう。ノーズ
ワイヤーが鋭角になると頂点に隙間ができるので注意しましょう。

● 写真5 N95微粒子用マスクの着用方法とユーザーシールチェック（折りたたみタイプの一例）

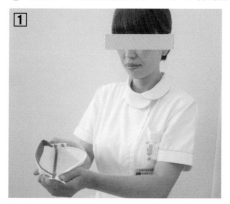

マスクを広げ，鼻あてを指のほうにして持つ

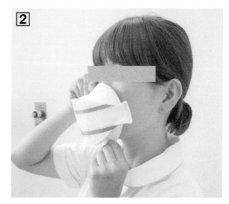

鼻あてを上にしてあごを包むようにマスクをかぶせる

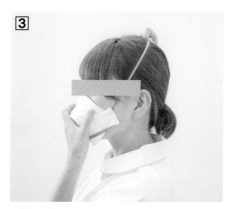

上側のゴムを頭頂部あたりにかける

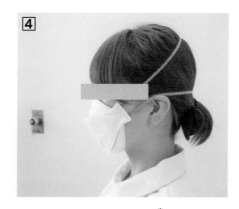

下側のゴムを首の後ろにかける[※]

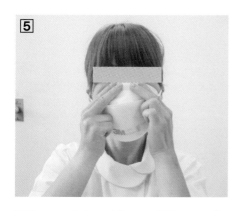

両手でノーズピースを押さえ，指先で鼻の形に合わせる

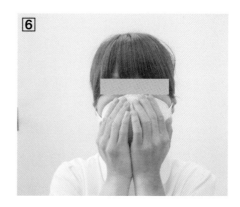

両手でマスク全体を覆い，息を吐き出して空気が漏れないか確認する（ユーザーシールチェック）。ユーザーシールチェックは着用ごとに必ず実施しなければならない

※一般的に下側のゴムは耳下にするが，筆者の施設では上から引っ張り上げるほうが漏れ率が低いため耳上にしている。

定性的フィットテスト
N95微粒子用マスクを着用した状態で，味のあるエアロゾルをフード内で噴霧することで，味を感じれば空気の漏れがあることがわかる

定量的フィットテスト
N95微粒子用マスクの外側と内側の空気中の粒子の割合を測定することで，漏れ率が定量的にわかる

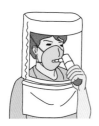
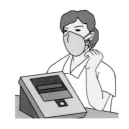

● 図1　N95微粒子用マスクのフィットテスト

4 ゴーグル（アイシールド）

　患者の気道分泌物や血液，体液，あるいはそれらが混入している湿性物質が飛散する可能性がある場合に着用します。

　マスクの項でも述べたように，眼，鼻，口を保護するために，ゴーグルをサージカルマスクと併用するか，顔面全体を防護するために，マスクとゴーグルの代わりにフェイスシールドを用いる場合もあります。

1 ゴーグル（アイシールド）が必要な場面

　感染の有無に関係なく，血液や体液と接触する可能性のある場合に着用します（p52表1）。特定の呼吸器病原体について飛沫予防策の適応が推奨されていない場合でも標準予防策に従い，マスクとゴーグル，あるいはフェイスシールドによる眼，鼻，口の防護が必要です[1]。

2 ゴーグル（アイシールド）使用時の注意事項[1]

（1）一般的なメガネやコンタクトレンズは眼の保護には不十分です。

（2）ゴーグル（アイシールド）は着用感がよく，十分な視野が確保でき，顔にフィットするよう調節が可能なものを選択します。施設側は可能な限り，形や大きさなど複数の種類を用意することが必要です。

5 防護用具を組み合わせて着用する場合の順番

最も汚染されやすい手袋は最後に着用し，最初に外します（図2）。

◆着用の順番

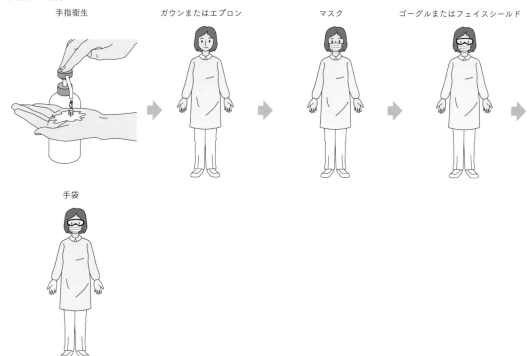

手指衛生　　ガウンまたはエプロン　　マスク　　ゴーグルまたはフェイスシールド

手袋

◆外す順番

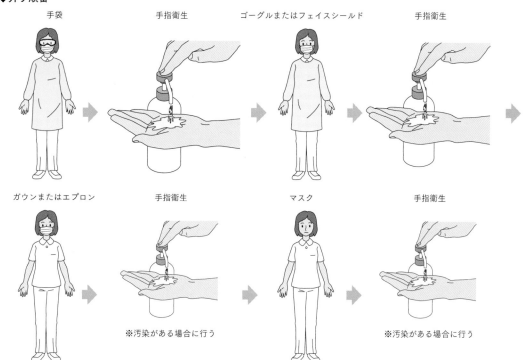

手袋　　手指衛生　　ゴーグルまたはフェイスシールド　　手指衛生

ガウンまたはエプロン　　手指衛生　　マスク　　手指衛生

※汚染がある場合に行う　　※汚染がある場合に行う

● 図2　防護用具の着用と外す順番

防護用具の適正使用にあたり考慮しておくこと

　防護用具は，さまざまなタイプの製品が販売されています。製品を選択する際は，その製品のもつ機能や形状，安全性などを考慮しますが，加えて，防護用具は使いたいときにすぐに使える場所に設置されていなければなりません。防護用具が入っている容器はそのまま清潔に管理できるか，設置場所によっては容器のまま置ける場合とホルダーが必要になる場合もありますので，施設が望む設置方法が可能かどうか，という視点も選択肢に入れておく必要があるでしょう。

　また，防護用具の使用後は適切な廃棄容器が必要です。エプロンやガウンは廃棄の際，かなりかさばりますので，それなりの大きさも考慮しなければなりません。

　したがって，防護用具を施設内で適切に扱うためには，使用する医療者への教育だけにとどまらず，施設ごとに使用に関するシミュレーションを実施して，設置から使用，廃棄まで広い視点でとらえて初めて，適切な使用が実現できると考えます。

引用文献

1）満田年宏訳・著：隔離予防策のためのCDCガイドライン；医療環境における感染性病原体の伝搬予防2007. pp57-63, ヴァンメディカル, 2007.（Siegel JD, et al：Guideline for Isolation Precautions：Preventing Transmission of Infectious Agents in Health Care Settings 2007.）
http://www.cdc.gov/infectioncontrol/pdf/guidelines/Isolation-guidelines-H.pdf（accessed 2020-05-16）

無菌テクニックと滅菌物の取扱い

　医療の進歩とともに，使用される器具や材料も開発が進み変化しています。そのなかで看護に求められる技術は複雑多様化していますが，「無菌テクニック」「滅菌物の取扱い」は，看護技術すべての基本となるものです。単なる習慣や経験のみに基づくと判断される技術は見直し，科学的根拠のある基本技術を効果的・効率的に習得・実践しましょう。

> Check Point <

◎ 無菌操作は看護技術の基本となる技術であり，根拠を理解し確実なテクニックを習得しましょう。

◎ 滅菌物の取扱いにおいて，「保管」「使用時の確認事項」「開封操作から片付けまで」の行動を確実に実施しましょう。

◎ 無菌テクニック・滅菌物の取扱いとともに，手技前後の手指衛生を確実にしましょう。

◎ 感染予防や効率性を考えた材料や器具を選択しましょう。

1 無菌テクニック

1 無菌テクニックとは

　感染を成立させる要因には，感染源，感染経路，宿主の感受性があります。無菌テクニックは感染経路を遮断する1つの方法です。感染源が宿主へ侵入することを防止するために，滅菌された器材を用い，清潔・不潔の区別を厳重にして，無菌を保つように確実に操作する，その操作技術を無菌テクニック[1]といいます。清潔操作[1]ともいわれています。

　看護師にとって無菌テクニックの習得は必須です。無菌テクニックにより，患者を感染から守ると同時に自分自身を守ること，そして周囲への汚染拡大防止にもなります。

! one point ≫1　「無菌テクニック」と「清潔操作」の違い：「無菌テクニック」とは，病原性の有無にかかわらずすべての微生物との接触を避けて行われる操作のことです。「清潔操作」とは，無菌ではないが可能な限り清潔な状態で行われる操作のことで，厳密にいえば意味合いは違いますが，人体は無菌ではないため実際上，言葉の使い分けは明確ではなくどちらも使用されています。

2 鑷子の取扱い方

無菌テクニックの基本の操作です。鑷子は滅菌バッグに個包装された仕様（**写真1**）が主流となっていますが，鑷子立て[2]に複数本セットされている場合もあります。

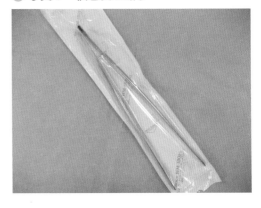
◉ 写真1　個包装の鑷子

（1）使用時の留意点

基本操作「容器に入った消毒綿球を取り出し，処置者へ渡す」を流れに沿って，説明します。

①鑷子立てから鑷子を取り出す場合は，鑷子の上部を握り，先端を閉じた状態で垂直に取り出します。その際，他の鑷子は反対の手で反対に寄せ，取り出す鑷子に当たらないようにします（**写真2**）。

基本的に鑷子立てより出ている部分は不潔（手で把持する部分）とみなします。鑷子立てのふちは境界線で，取り出す際に鑷子がその部分に接触した場合は不潔となります。よって先端を閉じ，鑷子立てのふちに接触しないように垂直に取り出します。

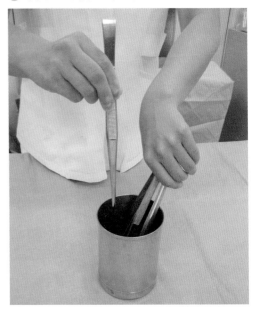
◉ 写真2　鑷子の取り出し方

②取り出した鑷子は，常に先端が下向きになるように取扱います（**写真3**）。

使用中，鑷子の先端を上げると消毒薬が鑷子を伝って手側に流れてしまいます。次に下げると，手で不潔になった薬液が鑷子の先端に戻ることになります。

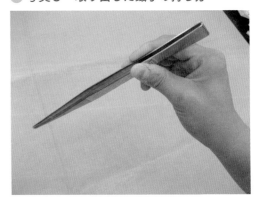
◉ 写真3　取り出した鑷子の持ち方

! one point ≫2　一度開封すると鑷子の滅菌状態は破綻し，その保管状況いかんでは清潔レベルの維持も不確実です。よって，鑷子立てに複数本セットする方法は推奨されません。

③消毒綿球の受け渡しでは，清潔な鑷子が上，処置者の鑷子が下の位置になるように操作します（**写真4**）。なぜなら，綿球を把持することで綿球に含まれた消毒薬が下方へ流れます。処置者の鑷子は患者に使用したことで不潔とみなしますので，不潔な鑷子から清潔な鑷子へ消毒薬が流れないよう，清潔な鑷子が上になるようにします。

処置者が下の位置で，清潔な鑷子の先端に触れずに受け取れるよう，渡す側は清潔な鑷子で消毒綿球の上部をしっかり把持します。

● 写真4　鑷子による消毒綿球の渡し方

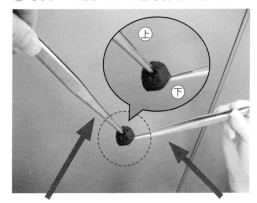

渡す側：清潔な鑷子(上)　　　受け取る側：処置者の鑷子(下)

③ 滅菌手袋の着用方法と外し方

（1）手袋●3の着用方法

◆準備━━━━━━━━━━━━━━━━━━━━━━━━●

①装着前に爪は短くし，指輪・時計は外しておきます。

②滅菌手袋を準備します。

　サイズ，有効期限，包装の破損や水濡れなどの異常がないか確認します。

③操作スペースを確保します。

　汚染の可能性が高い場所(狭い場所や気流のある場所など)は避けます。台上をアルコール等による清拭消毒を行い，清潔なスペースを確保します。

④手指衛生●4を行います。

❗ **one point ≫3**　手袋の選択：自分の手に合うサイズの手袋を選択することは，操作性の面から重要です。日頃から自分の手袋サイズを把握しておきましょう。また，手袋の材質(大別すると，天然ゴム製か合成ゴム製)も意識しましょう。「ラテックスアレルギー」などは，手袋を着用する医療従事者，そして処置等を受ける患者の双方に引き起こされる危険性があります。

❗ **one point ≫4**　手袋着用前の手指衛生：滅菌手袋を着用するからといって手指衛生を省略してはなりません。手袋にもピンホールの危険性があるため，手指衛生により可能な限り微生物の数を減少させておく必要があります。

● 写真5　滅菌手袋の着用方法

動画で確認

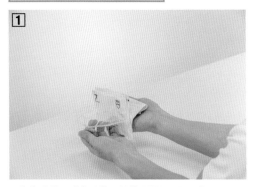

1

手指衛生後，滅菌手袋の外袋を開き，取り出す

2

包装紙の端をつまむように持ち，内側に触れないように開く。開き方が中途半端だと折り目部分が元に戻り，手袋を汚染してしまう可能性があるため，折り目を伸ばすようにしっかりと開く

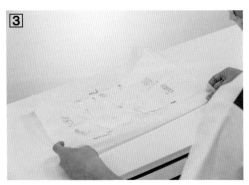

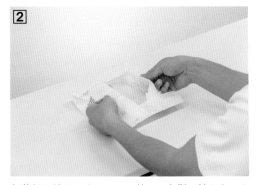

3

包装紙の手前端を折り返すと，広げた包装紙が元に戻りにくい

4

手袋の折り返し部分を反対側の手でつまみ，手を入れる。着用順は左右どちらからでも可。手袋の外側は清潔，手を挿入する内側は不潔とみなし，着用時に素手などが外側に触れないよう注意する

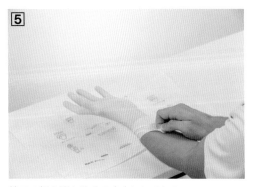

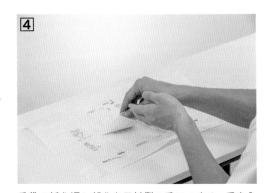

5

袖口の折り返しはそのままにしておく

6

手袋を着用した側の手指（親指を除く）を，もう一方の手袋の折り返しの間に入れる

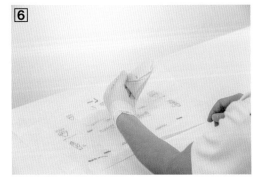

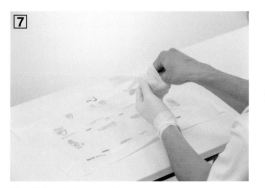

⑥の状態のままで手を差し入れる

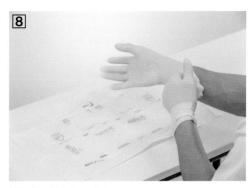

折り返し部分を伸ばす

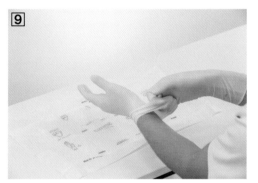

反対側の折り返し部分を伸ばす

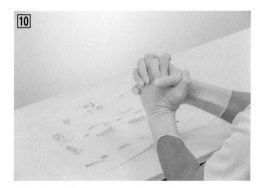

手を組んで，指先にたるみがないようしっかりフィットさせる

◆その他

　手袋着用後は周囲の汚染物との接触を防止するため，胸の前で手を組むか指先を上方に向け，腰より下へ下げないようにします。こうすることで，滅菌手袋着用中であることが他者から確認されやすく，不用意な接触の回避にもなります。

（2）滅菌手袋の外し方（写真6）

　汚染拡大を防止する目的で，手袋は手順にそって適切に外します。また，外した後には必ず手指衛生を行います。

　手袋にピンホールがある危険性，外す際に不測に接触し汚染している可能性，手袋着用により常在菌が増殖している可能性などがあるため，外した後には必ず手指衛生を行います。

④ その他の無菌テクニック関連の留意点

（1）消毒薬の管理

　消毒薬●5の取扱いでは，フタは速やかに確実に閉める，フタや注ぎ口を汚染したと考えられる場合は廃棄する，消毒薬の使用期限を超過したものは使用しない，適切な場所に保管するなどを徹底します。

! one point ≫5　消毒薬の保管：消毒薬は化学的に不安定なものがあるため，熱や直射日光を避けて保管します。指定された保管方法を守りましょう。例えば，次亜塩素酸ナトリウムでは，「冷所保存（15℃以下など）」「常温」など，製品によって違いがある場合もあります。

動画で確認

1 一方の指先部分を引っぱり，少しゆるみをつける

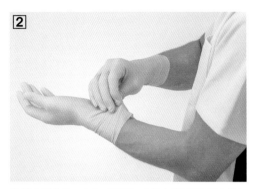

外側の部分をつまみ，裏返して外す(汚染面が内側になるように)
左右どちらから外しても可。汚染された手袋が皮膚や白衣に接触しないように注意する

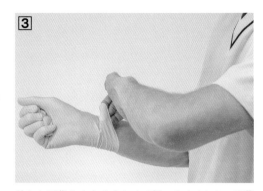

外した手袋を小さくまとめて握ったままにし，手袋を外した側の指を手袋の中に入れる(汚染された手袋の外側に触れないように注意する)

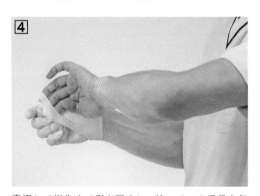

裏返して指先まで引き下ろし，持っている手袋を包み込む

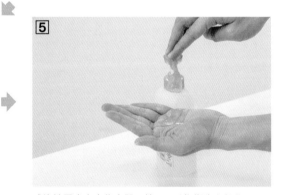

感染性医療廃棄物容器に捨て，手指衛生を行う

　従来慣習的に行われてきた消毒薬の「口切り」(**写真7**)は不要[1]です。口切りとは，注ぎ口に付着している微生物などを洗い流す目的で，中の消毒薬を少量膿盆などに流すことです。

　消毒薬のボトル開封後の期限は，次亜塩素酸ナトリウムやポビドンヨードなどの中レベル消毒薬，塩化ベンザルコニウムなどの低レベル消毒薬など，「使用期限は製品容器に記載の期日まで」[2]と記述された文献があります。一方，臨床現場での管理では，消毒薬が使用環境(清浄度，温度，湿度など)や管理状況の影響を受けることを考慮すると，開封後のボトルを長期間にわたって使用することは，適切とはいえません。各施設において「期限の目安」を設定し管理する必要があります。

　消毒薬を含浸させた綿球(**写真8**)などは，綿球への吸着による消毒薬の濃度低下や，微生物汚染の危険性があるので注意しましょう。特に，第4級アンモニウム塩，クロルヘキシジングルコン酸塩などは微生物汚染を受けやすいため，調製後の使用期限は24時間までとします。アルコール類は揮発性に注意しましょう。

　消毒薬は使用時に患者ごとに用時調製する方法が望まれます(**写真9**)。この方法では綿球の受け

渡しのテクニックも不要です(**写真10**)。既製の消毒綿棒(**写真11**)の使用も増加しています。この方法では，滅菌鑷子は不要であり，無駄な消毒薬の消費も避けられます。自施設の使用状況等を評価し，方法や材料を検討しましょう。

⦿ 写真7　口切り

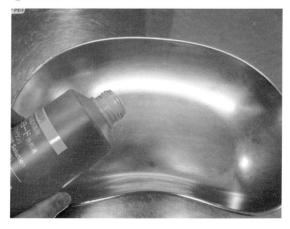

⦿ 写真8　消毒液を含浸させた綿球が入った容器

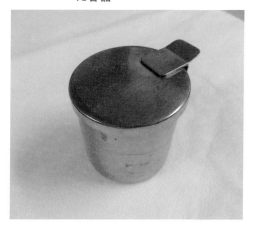

⦿ 写真9　消毒薬とカップ入綿球

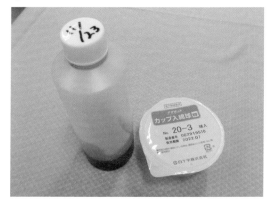

⦿ 写真10　消毒綿球の使用

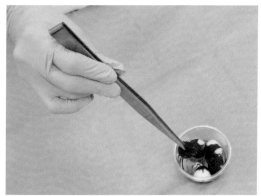

⦿ 写真11　既製の消毒綿棒

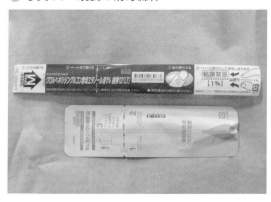

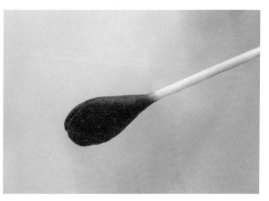

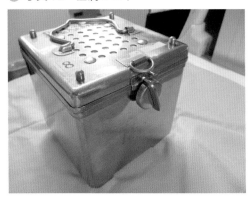
● 写真12　金属カスト

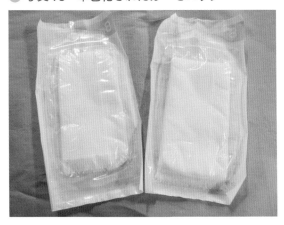
● 写真13　単包化されたガーゼパック

（2）滅菌ガーゼの管理

　「金属カスト」（**写真12**）は，開閉時の汚染の危険性が考えられ，密閉性が不十分などの理由により使用頻度は減少し，単包化されたガーゼパック（**写真13**）の使用が主流となっています。

　金属カストを使用する場合は以下の点に留意します。

・カストの内面は清潔であるため，素手では触れない。
・取り出したらすぐに閉める（長時間，蓋を開けたままにしない）。
・有窓カスト（滅菌時に蒸気を通すための開閉口があるカスト）の場合は，蒸気口がきちんと閉まっているか確認のうえで使用する。
・金属カストにフィルターを使用している場合は，定期的フィルター交換の実施など，金属カスト自体の管理も必要である。

（3）包交車の整備（写真14）

　各種の診療器材や衛生材料を搭載した包交車は，処置や看護ケアに必要な物品を患者のもとに運ぶために使用します。一方で，1台の包交車で複数患者を回診することから，交差感染のリスクがあることも十分に認識しなければなりません。そこで，包交車を廃止し，必要時に使用器材をトレイなどに準備し，患者のベッドサイドに持参する方法なども考慮するとよいでしょう。包交車を使用する場合は，以下の点に留意します。

・必要最小限の器材，材料等を設置，保管する。
・滅菌物は適量を引出し等に保管する。
・清潔・不潔区域を明確に分類（上段・中段・下段等）し，運用する。
・清潔区域に使用済みの器材等を置かない。
・担当者を決め，定期的に整備，滅菌物の状態（包装状態，有効期限等）をチェックする。

2　滅菌物の取扱い

1　臨床現場における滅菌物の取扱い上の留意点

（1）滅菌物の保管

　滅菌物の有効期間は保管状況に大きく影響されるため，保管管理の知識・技術を十分に習得し，適切に管理します（**表1**）。

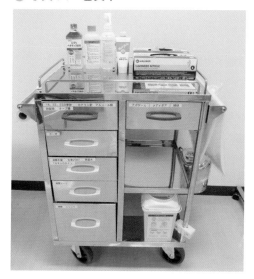

◉ 写真14　包交車

◉ 表1　滅菌物の保管管理上の留意点

・床から20～25cm，天井から45cm，外壁から5cm以上距離をおいて保管する[3]
・湿気を帯びる可能性のある場所は避ける
・使用頻度の少ないものは閉鎖式，あるいはカバーをしたキャビネットに保管する
・パッケージを破損しないように置く。詰め込みすぎない
・棚の清潔管理（定期的清掃）の責任者を決めておく
・定数を管理[🔑1]し，在庫を多くもたない。定期的に定数を見直す

（2）滅菌物の安全保存期間の考え方と運用の実際

　滅菌物の安全保存期間に関する考え方には，以下の2つがあります[4]～[6]。これらの考え方を適切に理解し，確実な管理を行います。

①時間依存性無菌性維持（time-related sterility maintenance：TRSM）

・「滅菌の保証は時間が経てば損なわれる」という考え方に基づき，「包装材料や形態に応じて画一的な期限を設定し，滅菌物を管理する」という考え方である。

・保管状況等，各施設間で違いがあるため画一的に使用期限を言い切ることは難しい。各施設での事象（包装材料，滅菌方法，保管方法，保管場所）を条件として，使用期限を設定[4]し管理する。

②事象依存性無菌性維持（event-related sterility maintenance：ERSM）

・「包装された滅菌物の無菌性が破綻するのは，滅菌物に対して汚染させる可能性のある事象が存在したかどうかによる」という考え方に基づき，「滅菌後の無菌性は保存管理技術によって維持される」という考え方である。

・無菌性を破綻するイベントとしては，滅菌包装を開封したとき・破損したとき，滅菌物が濡れたとき・床に落としたとき，滅菌物を濡れた手で取り扱ったときなどがあげられる。

・医療用包装材料の進歩により，欧米ではERSMの考え方に移行しつつある。

🔍 **key word ≫1**　定数管理：使用頻度を考え常備する数を設定しておき，材料を管理する方法。

日本の現状を踏まえ，実際的には被滅菌物はロット管理を行い，滅菌日，施行者，安全保存期間（有効期限）を表示し，保管方法，搬送方法を定め，適切に管理しましょう。

（3）使用時の確認

使用時には使用者の責任において滅菌物の確認を行います（**表2**）。確認時，異常や少しでも疑問な点があれば使用しません。

①滅菌状態の確認
　・臨床現場では，滅菌状態は化学的インジケータの色の変化で確認する（**写真15**）。
　・化学的インジケータの変色が完全でないものは未滅菌とみなす。
　・化学的インジケータには，包装材料にあらかじめ印刷されたもの，インジケータテープやインジケータカードなどがある（**表3**）。

②有効期限◎2の確認
　・滅菌有効期限が切れていないかを確認する（**写真16**）。
　・院内で作製された滅菌物は，滅菌方法・包装材料別に院内で有効期限が定められている（**表4**）。
　・既製の滅菌ディスポーザブル（以下，ディスポ）製品などでは，表示が滅菌日の場合◎6，滅菌有効期限の場合などがあるので，注意して確認する（**写真17**）。

◉ 表2　使用時の確認事項

滅菌状態	化学的インジケータの変化に問題はないか
有効期限	（有効期限が設定されている場合）有効期限内であるか
包装状態	滅菌バッグの破損，ピンホールの存在，水等による濡れや汚染などの問題がないか

◉ 写真15　滅菌状態の確認方法（色の変化）

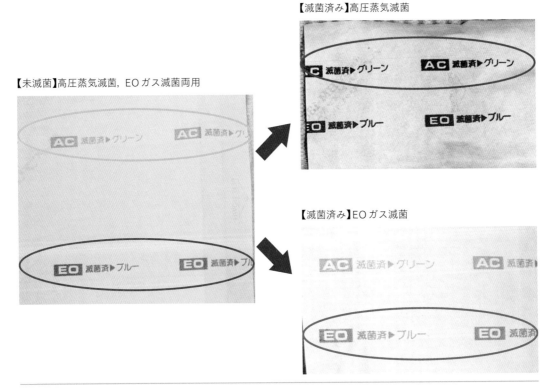

【未滅菌】高圧蒸気滅菌，EOガス滅菌両用

【滅菌済み】高圧蒸気滅菌

【滅菌済み】EOガス滅菌

🔍 **key word ≫2** ▶ 有効期限：材料が無菌を維持し使用可能とされる期限のこと。

表3 滅菌方法別化学的インジケータの変化（例）

	インジケータテープ（例）		インジケータカード（例）	
	滅菌前	滅菌後	滅菌前	滅菌後
高圧蒸気滅菌用				
EOガス滅菌用				
過酸化水素ガス プラズマ滅菌用				

写真16 滅菌有効期限の確認方法（例）

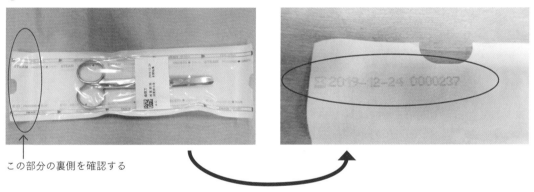

この部分の裏側を確認する

表4 滅菌包装の安全保存期間

包装材料	紙製 （滅菌バッグ）	不織布	綿布 （モスリン140 番）二重包装	金属缶	滅菌コンテナ
種類					
期間	1〜3か月	1か月	2週間	1週間	半永久的（理論 的） 6か月（一般的）

大久保憲：滅菌包装材料と安全保存期間（有効期限）について（EBMに基づく手術部の感染防止Q&A）. OPE NURSING17（秋季増刊）: 266-267, 2002. より改変

one point ≫6 表示が滅菌日の場合の解釈：ERSMの考え方に基づき有効期限を設定していない場合と，滅菌日からの期限（例えば，滅菌から3年有効など）を設定している場合があるので情報を確認しましょう。

III 無菌テクニックと滅菌物の取扱い　73

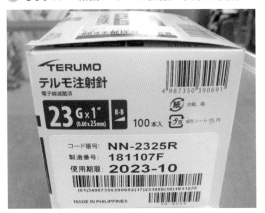

箱への表示。中の個包装にも表示あり

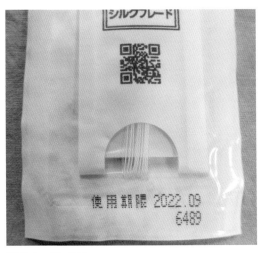

滅菌バッグに表示

③包装状態の確認

・滅菌バッグの破損，ピンホールの存在，水などによる濡れや汚染がないかを確認する。異常がある場合は，汚染物とみなし使用しないようにする。

・このような異常をきたさないためにも，保管状態に留意することが重要である。

２ 滅菌物の具体的な取扱い方法

（1）開封方法

　滅菌バッグ，包布，ディスポ製品の例をあげて，開封方法を説明します。自分自身が使用する場合，処置者に渡す（介助する）場合など，場面によって方法にも違いがあります。いずれの場合も，素手で触れてよい部分と，触れてはいけない部分を確実に区別しましょう。また，触れてはいけない部分が，パッケージの外側部分（不潔部分）に接触しないように注意して取り出します。

◆滅菌バッグ（**写真18**）━━━━━━━━━━━━━━━━━━━━━━━━━━━━━━━●

● 写真18　滅菌バッグの開封方法

 使用時の確認事項について確認する

滅菌状態	化学的インジケータの変化に問題はないか
有効期限	（有効期限が設定されている場合）有効期限内であるか
包装状態	滅菌バッグの破損，ピンホールの存在，水等による濡れや汚染などの問題がないか

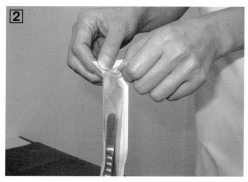

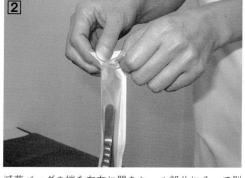

滅菌バッグの端を左右に開きシール部分にそって剥がす

3 - a　〈**滅菌領域に出す場合**〉剥がした両端を折り返して持ち，器材の先端を鉗子または鑷子で把持して取り出し滅菌領域に置く

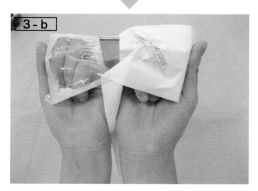

〈**処置者が直接取る場合**〉剥がした両端をしっかり固定し，取りやすい位置で保持する

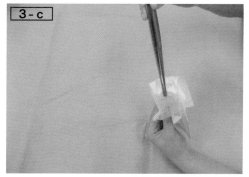

〈**自分自身が使用する場合**〉手で触れてよい部分と触れてはいけない部分を確実に区別して取り出す

◆包布（**写真19**）

◉ 写真19　包布の開き方

動画で確認

1 使用時の確認事項について確認する

滅菌状態	化学的インジケータの変化に問題はないか
有効期限	（有効期限が設定されている場合）有効期限内であるか
包装状態	滅菌バッグの破損，ピンホールの存在，水等による濡れや汚染などの問題がないか

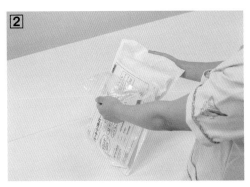

滅菌バッグの端を左右に開きシール部分にそって剥がす

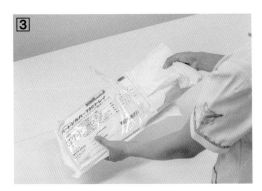

滅菌包の下部分に手を入れ，滅菌バッグの外側に触れないように取り出す

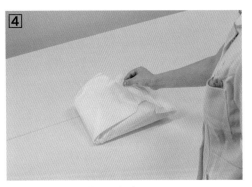

両端の外側を軽く持ち，広げる

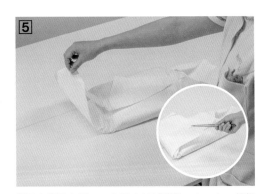

鉗子や鑷子を用いるか否かは滅菌物のセットの状態や包布の大きさで判断し，汚染リスクを回避する方法を選択する。2番目の操作時には鉗子・鑷子を用いる場合もある

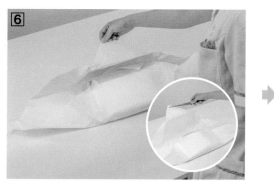

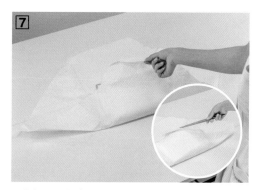

6 上部を向こう側に広げる

7 手前部分を広げる

8 滅菌物内に化学的インジケータがあるものは確認して，使用する

　滅菌物（特に包みの場合）を展開する際は，周囲からの汚染を回避するため，広いスペースを確保して行いましょう。

◆ディスポ製品━━━━━━━━━━━━━━━━━━━━━━━━━━━━━━━━━━━━━━●

　ディスポシリンジ，ディスポ針を例にあげて取扱い方を説明します。シリンジおよび針の接続部分は，直接触れないように注意します。よって，ディスポ針の紙部分に押し当てて破いて取り出すことはしません（**写真20**）。

◉ 写真20　ディスポシリンジとディスポ針の取り出し方

動画で確認

●ディスポシリンジの取り出し方

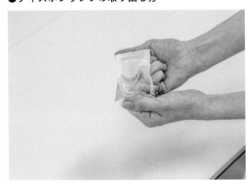

左右に開き，シール部分を剥がす　　　　　　　　中のシリンジを取り出す

・切口がある場合

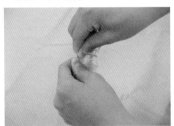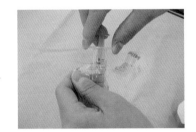

切口から袋を破る　　　　　　　　　　　　中のシリンジを取り出す

●ディスポ針の取り出し方

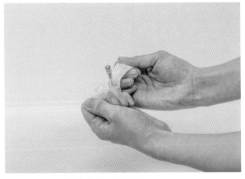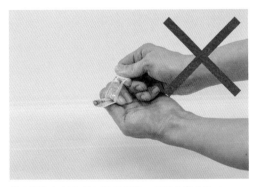

シリンジとの接続部分に触れない　　　　　　　紙の部分に針を押し当てて破いて取り出さない

（2）滅菌物を取り扱ううえでの注意点

①取扱い者

　処置前後の手指衛生を確実に行います。不要な会話は避け，指導などで会話が必要な場合は必ずマスクを着用します。よそ見をせず集中し，自分の視野の中で取り扱います。滅菌物の上で不要な動作をしないよう意識しましょう。埃や水分などによる汚染リスクを避けるために，カーテンやブラインドの近く，水分のある場所などでは取り扱わないようにします。

②器材の扱い

　どのような包装形態であっても，一度開封した器材は不潔になったものとみなします。不潔にしてしまった器材は，誰が見ても滅菌物と間違えないように処理しておきます。開封前に滅菌物を床に落としてしまった場合も原則的には使用しません。なぜなら，落下の衝撃によって，滅菌バッグなどにピンホールがある可能性や器物破損の可能性があるためです。

③片付け

　使用後のゴミの分別を適切に行いましょう。鋭利物（メス刃や縫合針など）による切創等にも注意します。単回使用と明記されたディスポ製品は，適切に廃棄します。

引用・参考文献

1）北林司，小宮谷綾子，小坂優子，他：清潔操作の検討；薬液ボトルの口切り操作の妥当性. INFECTION CONTROL, 8：50-53, 1999.
2）尾家重治：消毒薬の使用期限. 感染と消毒, 17：28-31, 2010.
3）中材業務及び滅菌技法研究会：中央材料滅菌室のテクニシャンのためのトレーニング・マニュアル. pp138-147, 1998.
4）小林寛伊・責任編集：医療現場における滅菌保証のガイドライン2015. pp150-151, 日本医療機器学会, 2015.
5）満田年宏訳・著：医療施設における消毒と滅菌のためのCDCガイドライン2008. ヴァンメディカル, 2009.
6）斧口玲子：滅菌物の使用期限に関する考え方と傾向. 医材と滅菌, 64：76-80, 1999.
7）大久保憲：滅菌包装材料と安全保存期間（有効期限）について（EBMに基づく手術部の感染防止Q&A）. OPE NURSING17（秋季増刊）：266-267, 2002.
8）中材業務研究会・編：中材業務入門. 初版, 中材業務研究会, 1997.
9）小林寛伊，他・監訳，大磯フォーラム・編：米国手術看護師協会推奨業務基準. 2001.
10）小林寛伊・編：新版増補版 消毒と滅菌のガイドライン2015. へるす出版, 2015.
11）廣瀬千也子・監，小野和代，雨宮みち・編：洗浄・消毒・滅菌と病院環境の整備（感染管理QUESTION BOX 1）. 中山書店, 2005.

微生物培養検査の検体採取方法

微生物培養検査は，患者への問診や症状から感染症の治療方法を決定・確認するための要因検索ツールです。検査材料を採取したり，患者へ説明をしたりする看護師は，採取された検体が迅速かつ正確に検査されるための重要な役割を担っているので，検査の意味を十分理解しておきましょう。また検査は実施しただけではなく，検査の途中結果や最終結果，抗菌薬による治療の効果を患者の病状経過と併せて観察し，評価することも看護師の重要な役割です。

> Check Point <

◎ 良質な材料を採取するために，正しい方法で採取を行いましょう。
◎ 検体の保存方法は，変質の可能性を考慮して適切に行います（病棟などで保存できる検体とできない検体など）。
◎ 他の患者や医療者の安全を守るため，感染防止に努めて採取しましょう。
　→直接的曝露：検体を採取するときに痰や血液を曝露したもの
　→間接的曝露：検体の容器からの拡散や汚染した容器への接触など

1 微生物培養検査に対する看護師の役割

正しい検体採取や保存から看護の始まりです。検体を採取することは，患者は採血などの痛みを伴う検査を受けなければなりません。また自分の排泄物などを他者に見せる，という羞恥心を抱くこともあります。そのためにも検査について十分な説明や同意が必要です。

2 微生物の培養検査

微生物の培養検査は，①材料（痰や血液など）の採取，②検体の保存・運搬，③培養検査，の3工程を経て行うものです[1]。このいずれかの部分でミスや不備があると，適切な検査結果が得られないばかりか，病原性微生物が検出されず，検査結果を誤って解釈する危険性があります。①では，常在菌の混入を避けて病原体を確実に含む材料を採取することが必要です。②では，検体中の感染症を起こしている微生物が減ってしまい，検査結果に表れない場合や，混じった常在菌が増えすぎることで，本当の感染症の微生物がわかりにくいような状況を防ぐために，微生物に適した環境条件で保存・運搬を行います。例えば，糞便や尿などの排泄物は冷蔵保存して菌の増殖を抑えます。

● 写真1　良質な検体

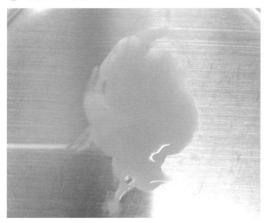

黄色い膿性部分が多い

● 写真2　検査に適さない検体

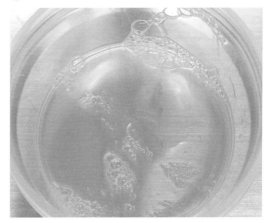

膿性部分がなく，唾液様

理由として，起炎菌●1以外の常在菌や，たまたま付いた菌が増殖することを防ぐためです。間違った保存では，本当の起炎菌が不明確になるどころか，せっかく採取した検体が意味をなさなくなる可能性があります。さらに，間違った微生物を原因菌と判断し，効果の乏しい治療方法を選択しかねない可能性があります。看護師が独断で検体採取を行うことはできませんが，患者と接する日常で微生物培養検査の必要な状態(つまり，異常の有無)の観察に努めましょう。

検体の採取の良い例と悪い例を**写真1，2**に示します。

喀痰を例にあげて説明しますと，「良質な検体」は黄色い膿性部分が多く含まれています。逆に唾液成分が多いほど検査には適さないと評価されます。膿性部分が全くない唾液痰では再提出が必要になります。患者自身が採取する場合もこの重要性について説明が必要ですし，採取できた検体は一度，目で見て確認しましょう。

3 微生物培養検査の目的

入院あるいは外来，場合によっては在宅などでも微生物培養検査を実施するのは，患者の症状から予測できる感染性疾患の確定診断をするためです。治療経過で行うこともあり，急激な感染症で緊急を要するときもあります。また，適切な抗菌薬の選択や，その治療効果の判定のためにも必要な検査です。在宅診療における検査では，その場ですぐに検査結果がわかる「迅速診断用キット」を用いることがあります。病院の規模や体制によって，病院の中に検査室があり，そこで培養検査を進める場合と，病院外の検査機関へ検体を送り検査を行う，外注検査があります。

1 塗抹検査

検査材料をスライドガラスに塗り付けて染色し，どのような細菌が存在するか顕微鏡で観察します。染色法にはグラム染色●2，チールネルゼン染色などがあります。

!　**one point ≫1**　　起炎菌：患者自身の感染症の原因となっていると予想される微生物。検体には感染性物質が含まれている可能性が高いため，検体の適切な採取や保存・運搬の方法や手順を日頃から確認しておきましょう。また，それらの正しい取扱いが他の患者や自分自身を守ることにもなります。

グラム染色によって，紫色に染まるものをグラム陽性，紫色に染まらず赤色に染まるものをグラム陰性と呼びます（**表1**）。グラム染色では，黄色ブドウ球菌，ブドウ球菌，肺炎球菌，真菌（カビ）などは紫色（**写真3**）に染まります。大腸菌，緑膿菌などは赤色（**写真4**）に染まります。

　グラム染色では染まりにくい細菌もあり，代表的なのが結核菌などの抗酸菌です。結核菌を染める抗酸性染色法として，蛍光染色やチールネルゼン染色があります。

　重篤な感染症を起こし，抗菌薬治療をすぐにでも開始しなければならない場合は，その準備と並行して，感染症を起こしている（可能性の）部位の検体を採取します。

　看護師がグラム染色の結果を直接，目で見て確認することはありませんが，培養のスピードが数日ですむものや1週間以上かかるものがあります。検査室が病院内にあれば当日にわかる検査です。数日後の培養検査結果を待たないで，塗抹検査の結果を電子カルテや，医師・検査技師から確認しましょう。塗抹検査結果の見方（例）を**表2**に示しました。

② 培養同定検査・薬剤感受性検査

　育てた細菌を用いて，その名前を決定する検査を同定検査（**写真5～7**）といいます。さらにどんな抗菌薬が効くかを調べる検査が薬剤感受性検査です。近年，細菌の迅速同定法として，菌体を構成しているたんぱく質を分析する質量分析法を取り入れた機器が普及しつつあります。

● 表1　グラム染色の種類（代表的なもの）

	グラム陽性　gram-positive	グラム陰性　gram-negative
球菌 coccus	ブドウ球菌，連鎖球菌	淋菌，*Moraxella*
桿菌 bacillus	乳酸菌，枯草菌	大腸菌，サルモネラ菌などの腸内細菌

● 写真3　黄色ブドウ球菌（×1000）

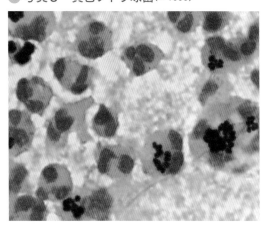

● 写真4　大腸菌（×1000）

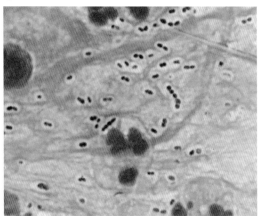

ブドウ状に群がった球菌　*Staphylococcus*属の特徴

> **！ one point ≫2**　グラム染色：検査材料をスライドガラスに塗り付けた後，染色により細菌に色を付けて顕微鏡でのぞき，形と色で細菌を4つに分類します。

● 表2　塗抹検査結果の見方（細菌検査報告書の例）

細菌検査報告書				
検査材料		採取部位	材料性状	
喀痰		呼吸器	膿性部分が2/3以上	
塗抹検査結果				
	割合	貪食	形状	割合
グラム陽性球菌	3＋	有	ブドウ状	好中球　2＋
グラム陽性桿菌	1＋			
グラム陰性球菌				
グラム陰性桿菌	2＋	有		

● 写真5　培地に塗布

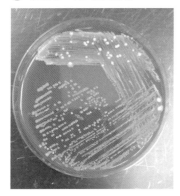

● 写真6　同定用培地

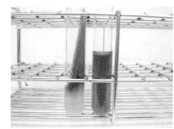

● 写真7　質量分析装置

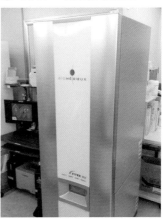

④ 検体採取方法

　検体を採取する目的から考えると，それらの検体には何らかの微生物が存在している可能性があります。標準予防策（スタンダードプリコーション）[1]の概念から，血液・排泄物・汗を除く体液などには感染性物質が含まれていると想定して，感染防止に努めます[2]。

① 検体採取の準備，注意事項

（1）患者のプライバシーを守ります。

（2）指定の容器を確認し準備します（**表3**）。インシデント予防として，氏名や検体ラベルをきちんと確認します。

（3）良質な検体を採取します。**表4**のような検体採取ミスに気をつけます。

（4）患者が自分で検体を採取する場合は，事前に説明を行います。自宅などで採取する場合は，保存方法や採取後は速やかに病院へ提出するように指導します。

key word ≫ 1　標準予防策（スタンダードプリコーション）：血液・体液・粘膜・損傷した皮膚などを感染性があるとして取り扱う感染予防策のこと。「第1部感染予防のための基本知識Ⅲ隔離予防策とスタンダードプリコーションの考え方」p18参照。

表3　検体採取用容器

ラベル印字 採取管名称 色	血培ボトル 青・紫・黄	糞便 （迅速）	糞便 （CD）	嫌気専用 容器	滅菌スワブ	滅菌 スピッツ	滅菌 シャーレ	クラミジア 桃・青
採取管								
採取管 詳細	好　気（青）（4〜8mℓ） 嫌　気（紫）（4〜8mℓ） 小児好気（黄） 　　　（0.5〜4mℓ）	滅菌シャーレ	シードチューブ	シードチューブ	滅菌スワブ	滅菌Fスピッツ	滅菌シャーレ	女性用（桃） 男性用（青）
備考	※血液刺入部を必ず消毒	※要電話 採取後，直接検査室に提出	※要電話 採取後，直接検査室に提出	嫌気性菌感染症を疑う検体採取				※液状検体（尿etc.）は滅菌スピッツ

奈良県立医科大学附属病院：感染対策マニュアル. 2019.

（5）医療者自身の安全を確保するために，検体採取の前後には，必ず手指衛生を行います。

・目に見える汚染がない場合や手洗い環境が近くにない場合は，擦式アルコール手指消毒薬を用いる。

・手袋❶3などの防護具を着用する。

　ほとんどの検体は感染性物質が含まれている可能性が高いので防護具を着用します。これは自身の安全のためであり，また採取した検体に他の雑菌などが混入しないためです。事前にフィットする手袋のサイズや素材を確認しておきましょう。激しい咳などを伴う検体の採取では，手袋に加えてマスクやゴーグル，シールドやガウンを着用します（**図1**）。排泄物の採取にも同様に防護具が必要です。

　また，血液を採取するときに着用する手袋は，針刺しなどの切創事故にも有効です。

②検体採取のタイミング3)

（1）外来診察・入院の治療開始前

（2）抗菌薬投与の開始前

　感染を起こしている部位（臓器）の起炎菌を特定するためには，抗菌薬が投与される前に検体を採取します。抗菌薬による治療中の場合，次の抗菌薬投与前か，抗菌薬投与を中断し，24〜48

! one point ≫3　手袋は検体を採取する身体の部位により，滅菌手袋か未滅菌手袋を使い分けます。基本的には，無菌域の検体採取の場合（例：髄液，血液など）は，滅菌手袋を着用するほうが無菌を維持できます。

● 表4　検体採取ミスの具体例

検査材料	採取ミスの具体例	微生物検査への影響	微生物検査結果の1例	治療への影響	正しい対応	備考
喀痰	〈外来や抗菌薬未使用患者〉喀痰の性状を見ず唾液痰を提出した	塗抹検査で炎症細胞が検出されず，培養では上気道の細菌しか検出されない	常在菌3＋	細菌性感染でないと思い込んでしまうケースもある。肺炎を起こしていても起炎菌を想定して適切な抗菌薬が選択できない	基本的に唾液痰は再検することが望ましい。できれば提出前に医師や看護師が痰の性状をしっかりと把握しておく	医師や看護師が痰性状を把握していないことが多いため，検査結果とともに検体性状（唾液成分と膿性部分の比率）を評価し，材料コメントも表記する
	〈抗菌薬長期使用患者〉喀痰の性状を見ず唾液痰を提出した	同上耐性菌だけが検出されやすい	MRSA2＋肺炎桿菌2＋常在菌3＋	MRSAや肺炎桿菌は上気道の保菌の可能性があるかも？　治療の対象が不明瞭になるばかりでなく，誤った抗菌薬を投与してしまう可能性がある		
	〈誤嚥を起しやすい患者〉腐敗臭のある膿性痰を滅菌シャーレで提出した	嫌気性菌が死滅して検出できない	大腸菌1＋常在菌1＋	起炎菌の主体が嫌気性菌であれば見逃してしまう。検査結果を見て嫌気性菌がカバーできていない抗菌薬を選択投与する可能性がある	採取できたらすぐに嫌気性容器に痰を入れ，速やかに検査室へ	嫌気性菌による誤嚥性肺炎では喀痰に腐敗臭を伴うことが多く，性状は膿性かつ液状（粘度が乏しい）であることが多い
尿	採取した尿を長時間室温放置後，提出した	塗抹検査で炎症細胞が検出されず，尿道口や外陰部由来の汚染菌が大量に検出されることがある	大腸菌3＋乳酸桿菌1＋	菌量の多さから誤って起炎菌と考え，治療の対象と誤判定されることがある	尿は他の検体と違い，採取しやすいため，必ず再検査を行う	グラム染色で大量の細菌ばかりで全く白血球は確認されなかったケースでは，室温放置時間を確認する

検査材料	採取ミスの具体例	微生物検査への影響	微生物検査結果の1例	治療への影響	正しい対応	備考
カテーテル尿	新鮮尿を採取せずバッグ内の尿を提出した	塗抹検査で炎症細胞が検出されず，細菌の異常増殖がみられることがある	緑膿菌4＋ MRSA4＋	菌量の多さから誤って起炎菌と考え，治療の対象と誤判定されることがある	新鮮尿を採尿ポートから採取する	カテーテル尿は耐性菌が検出されることが多いため，採取時は手袋やエプロンを着用し，手指や白衣の汚染を防御する
糞便	抗菌薬関連下痢症を疑う患者に *Clostridioides difficile*感染症を考え，糞便を滅菌シャーレで提出した	*Clostridioides difficile*は非常に酸素に弱い嫌気性菌なので死滅して検出できないか，著しく菌量が減少してしまう	*Clostridioides difficile*を認めず	本菌による偽膜性腸炎を起こしていた場合，培養では偽陰性となることもあり，治療開始の遅延をまねく可能性がある	採取できたらすぐに嫌気性容器に便を入れ，速やかに検査室へ。培養法とは別に毒素を検出できる迅速検査法を行うことが有効	本菌は院内感染対策上，非常に注意を要する菌種。検出や治療の遅れが他の患者へ感染伝播することがある
膿汁	悪臭を伴う腹部膿汁を滅菌スピッツに採取して提出した	好気性菌のみの発育がみられる。嫌気性菌は死滅して検出できない	大腸菌3＋ 腸球菌1＋	起炎菌の主体が嫌気性菌であれば見逃してしまう。検査結果を見て嫌気性菌がカバーできていない抗菌薬を選択投与する可能性がある	嫌気性菌用容器に採取して速やかに検査室に運ぶ	嫌気性菌の混合感染症を起こしやすい。①口腔外科領域，②上部および下部消化管周囲の膿汁はあらかじめ嫌気性菌用容器に採取する
血液	採血部位の消毒が不十分，消毒薬の乾燥を待たないで採血した	常在菌や環境中の雑菌混入	皮膚常在菌（表皮ブドウ球菌など）や環境由来菌（バチルス属など）の検出	採取時のコンタミネーションなのか起炎菌なのか判断ができないため，治療方針が複雑になる	発熱などの症状が継続している場合は，再検査を行う。カテーテル感染による菌血症（敗血症）を疑う場合はカテーテルからの血液採取の培養も同時に行う	採血部位を変えての2セット採血を推奨している。①検出菌の臨床的意義を明瞭化，②二重測定で検出率UPを目的とした検査法
	ボトルに使用した消毒薬の乾燥を待たないで血液をボトルに入れた					

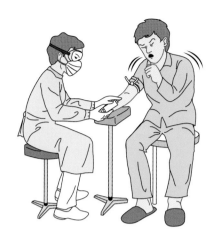

◉ 図1　激しい咳を伴う検体の採取例

時間以降に採取します。

（3）血液培養採取のタイミング：採血のタイミングは発熱の直後

　一般的に「38.0℃以上」「38.5℃以上」の発熱時などで指示が出ることがあります。血液に細菌が入り込み，生体が反応して発熱を起こします。顕著な症状は，悪寒，戦慄です。主に次のような場合に採取します。

- ・敗血症，菌血症，感染性心内膜炎，不明熱が疑われる場合
- ・38℃以上の発熱時
- ・白血球増多，顆粒球減少がみられる場合
- ・低体温（36℃以下）で特徴のない症状：
      新生児の発育不良，乳幼児の哺乳不良
      高齢者では筋痛，関節痛，倦怠感，脳卒中を疑う微熱（感染性心内膜炎に注意）
- ・バイタルサインの異常（低血圧，頻脈，呼吸数の上昇など）：
      意識が不清明（ぼーっとしている，不穏，そわそわ，傾眠など）

③ 検体採取と保管方法（表5）

（1）血液培養（表6）❶4❶5

①穿刺部位を消毒する。

②血液培養ボトルのゴム栓部をアルコール綿で消毒する。

③嫌気培養ボトルから先に注入する：

　採取した血液は嫌気用と好気用ボトルそれぞれに注入します。採血後の注射器には空気だまりが発生しますが，この空気を嫌気ボトルに注入すると嫌気状態が保持できなくなるため注意が必要です。ボトルに注入する際も注射器を垂直にして空気を注射器の上方に移動させ，嫌気ボト

❗ **one point ≫4**　培養結果が早く報告されるほど血液中の細菌数が多いです。

❗ **one point ≫5**　針刺し防止のための血液分注用の器具を活用しましょう。
注射器に採取した血液をボトルへ注入するときに注射針で分注を行うことは，針刺しのリスクが高く，大変危険です（図2）。

● 表5　検体採取と保管方法について

	検体名	容器	採取方法	保存	備　考
呼吸器系	喀痰 吸引痰	滅菌シャーレ 採痰用ポート 嫌気専用容器	早朝第一痰採取前に，可能な限りうがいを！（常在菌の混入防止） 提出前に，喀痰の肉眼的評価をすること！ ・膿性部分が入っているか必ずチェック！完全な唾液痰は，検査不適 ・腐敗臭は，嫌気性菌感染の香り，嫌気専用容器に移して提出する	冷蔵	・唾液痰では，上気道の常在菌がほとんどである ・完全な唾液痰は，採取し直す必要あり ・室温での保管は，常在菌が増殖し病原菌検出が困難となる
	咽頭粘液 鼻汁など	滅菌スワブ	・検査部指定のもの		
	気管支肺胞 洗浄液	滅菌スピッツ	・キシロカインの混入はできるだけ避ける		
消化器系	糞便	滅菌シャーレ 滅菌スワブ	・アメーバ等，原虫感染症を疑う場合，ただちに検査室へ提出（冬は保温が必要） ・小児など便を採取しにくい場合は滅菌スワブ2～3本で拭う	冷蔵	・室温放置は，常在菌が増殖し病原菌検出が困難となる ・海外渡航患者については，必ず検査室に情報を提供する
		嫌気専用容器	・CDチェックは嫌気専用容器に採取後，ただちに検査室へ提出する		
	胃液・胆汁 など	滅菌スピッツ			
泌尿・生殖器系	尿 カテーテル尿 尿道分泌物	滅菌スピッツ	・原則として早朝の中間尿を採取する ・淋病を疑う場合は，冷蔵保存せず，採取後ただちに検査室へ提出する ・蓄尿は不可。便の混入も検査不可	冷蔵	・尿は，細菌にとって格好の培地となるため，室温保管はしない
	腟分泌物 子宮分泌物	滅菌スワブ	・留置カテーテルによる採取は，その先端をアルコール綿で消毒，乾燥後，中間尿を採取する		
	羊水など	滅菌スピッツ	・腐敗臭を放つ分泌物（膿汁）は，嫌気専用容器に採取する ・クラミジア検査は，専用容器あり		
血液・穿刺液	血液	血培ボトル （一般細菌）	・ボトルの刺入部はアルコール綿で必ず消毒する ・採血量は，好気（青）・嫌気（紫）ボトル：4～8m*l*，小児用好気（黄）ボトル：2～4m*l*	室温	・発熱時，抗菌薬を投与する前に採取する ・海外渡航患者については，必ず検査室に情報を提供する
		滅菌スピッツ （抗酸菌）	・抗酸菌培養は，ヘパリン採血で4～8m*l* ・抗酸菌のPCRは，EDTA-2Na採血で4～8m*l*		
	髄液・脳室液	滅菌スピッツ	・髄膜炎菌感染症を疑うときは，室温で保存する	冷蔵	
	腹水・胸水 その他 穿刺液	滅菌スピッツ 嫌気専用容器	・アメーバ等，原虫感染症を疑う場合，ただちに検査室へ提出（冬は保温が必要）する ・膿性で腐敗臭を放つ穿刺液は，嫌気専用容器に採取する		・アメーバ性肝膿瘍における穿刺液は，できる限り新しい病巣部位から採取する

膿・その他	膿汁 ドレナージ排液	滅菌スワブ ガーゼetc. 滅菌スピッツ 嫌気専用容器	・薬剤(消毒薬,抗生物質入軟膏等)の付着した検体は,検査不適応である ・膿性で腐敗臭を放つ,膿汁やドレナージは,嫌気専用容器で採取する ・口腔外科,耳鼻科領域の膿汁は,嫌気専用容器に採取する	冷蔵	・海外渡航患者については,必ず検査室に情報を提供する ・採取部位によって,目的菌や培養方法が異なるため,採取部位の詳細を検査室へ連絡する
	チューブ先端	滅菌スピッツ	・乾燥に注意する	冷蔵	
注意事項	※重症感染症や希少感染症を疑う場合,現病歴や臨床症状等の患者情報提供により,起炎菌の迅速な検出が可能となる(特殊微生物の検出には,患者情報も検査室へ提供する) ※検査をオーダーするときに,感染症コメント(臨床症状,現病歴等)や目的菌等を入力する ※喀痰を中心に検体の肉眼的所見を必ず確認し,有意な検査材料であるかを見極める(基本的に唾液痰や有形便は,有意義な検査といえない) ※抗菌薬の投与前の検査を心がけること ※起炎菌の確定には,発熱時の血液培養が有効である				

奈良県立医科大学附属病院版　検体採取マニュアル

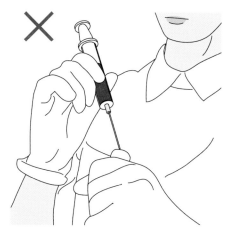

注射針で分注している危険な様子

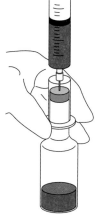

注射針ではなく分注器具でボトルに血液を入れる様子

◉ 図2　針刺し防止

● 表6　血液培養検査

血液培養用採血手技の実際

1. 血液培養検査では1回の採血で20mℓ採取し，10mℓずつ好気ボトルと嫌気ボトルに入れる。これを1セットとする。血液培養検査は原則として2セット採取することとする

【準備物】
血液培養ボトル：2セット（「好気ボトル＋嫌気ボトル」×2）
翼状針または直針：2本
シリンジ：2本
分注安全器材：2個
滅菌手袋：2個
アルコール綿，ポビドンヨード

2. 穿刺部位は腕の静脈が第一選択である。動脈である必要はない
　　特に大腿動脈（鼠径部）は穿刺時の汚染（コンタミネーション）のリスクが高く，避けること

3. 皮膚消毒は，穿刺部位をアルコール綿で力を入れてゴシゴシとこするだけで十分である。その後にポビドンヨードで消毒してもよいが，その場合は乾燥するまで穿刺を待つ。アルコール過敏患者を塩化ベンザルコニウムなどで消毒した場合は，アルコールと比べると消毒効果が低下するので，ポビドンヨードによる皮膚消毒を追加する

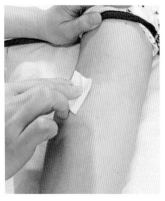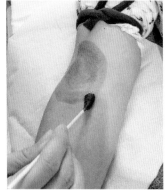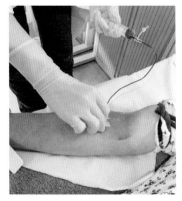

4. 手袋は未滅菌手袋でもかまわないが，特に穿刺部位を消毒後に触るような場合は滅菌手袋を着用すること

5. 穿刺時の会話や咳嗽から，口腔内の微生物が穿刺部位を汚染することがある。サージカルマスクを着用し，会話は最小限にする

6. 血液培養ボトルの血液注入部位は無菌ではないので，血液注入前にアルコール綿で消毒をしておく。ポビドンヨードは基本的に生体用消毒薬なので，血液培養ボトルの消毒には使用しない

7. 血液培養ボトル1本あたり，100mℓの血液を採取する

8. 血液培養ボトルへの分注は，安全器材を用いる

9. 血液培養ボトルへの分注は，嫌気ボトルを先に入れ，次に好気ボトルに入れる（空気をなるべく嫌気ボトルに入れないため）

奈良県立医科大学附属病院：感染対策マニュアル. 2019.

ルに最初に穿刺して注入します。

④その他

・細菌の検出感度を上げるために，血液培養は2セットを採取する。

・血管内留置カテーテルからの採血は，原則として避ける。

・成人の採血量は，通常，好気・嫌気ボトルそれぞれ8〜10m*l*採取する。ただしボトルに設定されている最大量を考慮する。

・血管内カテーテルの感染を疑う場合，末梢採血と，カテーテルから血液を吸引採血する2セットで診断する場合がある。

（2）髄液検査

髄膜炎を疑う場合や，頸部硬直症状，頭部手術後の発熱時などに採取します。消毒方法は血液培養と同様で，容器は通常，滅菌容器（スピッツ）に採取します。膿性の髄液の場合は嫌気専用容器❶6にも採取します。採取した検体は，まず見た目に水様透明か，白濁か，微塵混じりかなどを確認し，すばやく検査を依頼します。速やかに検査を開始できない場合は，冷蔵保存します。ただし髄膜炎菌は低温に弱いため，同菌による髄膜炎を疑う場合は，室温保存します。髄液検査は採取する体位の良し悪しで穿刺の成否が決まるといっても過言ではありません。患者への十分な説明と介助者の協力は必須です。

（3）喀痰・吸引痰検査

常在菌混入を抑えるために，可能であれば採取する前にうがいや歯磨きを患者に指導します。一般的に，早朝起床時に比較的良質の検体が得られやすいとされています。看護師は，唾液でない良質の痰であることを確認する必要がありますが，患者へも痰培養についての説明と協力が必要です。挿管中の場合でも，吸引チューブに接続して採取することは可能ですが，挿管チューブ内の汚染微生物を吸引することがあります。腐敗臭を放つ喀痰や誤嚥性肺炎では，嫌気性菌が感染に関与することが多いため，喀痰は嫌気専用容器に入れて提出しましょう。速やかに検査を開始できない場合は，冷蔵保存します。結核を疑う場合は，採痰ブースの利用や，陰圧個室などを利用します。看護師が採取や介助を行うときは，N95微粒子用マスクを着用して，空気感染❷2予防対策を実施します。

（4）尿培養

抗菌薬は速やかに排泄されるため，検体採取は抗菌薬投与前がよく，基本的に中間尿を採取します。尿道留置カテーテルから採尿をする場合は採取専用ポートから採取します（**図3**）。

雑菌の繁殖を抑えるために冷蔵保存が望ましいです。

（5）便培養

密封可能な容器で便性状が確認しやすい透明容器が望ましく，腹痛や下痢の症状を有する時期に採取することが重要です。細菌の検出を高めるためや便の性状を確認するためにできるだけ自然排便した検体が良質とされます（×例：浣腸による採取）。室温放置は，常在菌が繁殖し病原菌の検出が困難になるため，必ず冷蔵保存します。海外渡航歴があり，赤痢アメーバー感染の可能性がある場合は，室温放置せず保温して速やかに検査室に運搬します。

❗ **one point ≫6** 嫌気専用容器（表3）には炭酸ガスが充填されており，嫌気的に保たれています。容器のフタを逆さまにすると炭酸ガスが漏れ出てしまいます。

🔍 **key word ≫2** 空気感染：直径5μm以下の飛沫核感染する微生物に対する感染対策（「第1部感染予防のための基本知識Ⅳ感染経路別予防策の考え方」p23参照）。

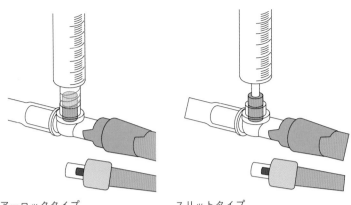

ルアーロックタイプ　　　　　　スリットタイプ

● 図3　採取専用ポート

（6）創部・褥瘡

創部を生理食塩水で洗浄した後，湿潤部位を滅菌スワブで拭うか，膿汁を滅菌スピッツに採取します。消毒薬や抗菌薬入り軟膏が付いた検体は検査不適応ですので取り除く必要があります。

（7）穿刺液・分泌物

穿刺して採取する場合，採取部位の周りを消毒した後に無菌的に検体を採取します。分泌物も無菌的に採取をして，滅菌スピッツやシャーレに入れます。膿性で腐敗臭を放つ場合は，嫌気専用容器へも入れて速やかに検査を依頼します。

（8）鼻汁・咽頭粘液

滅菌スワブを生理食塩水で湿らせ，軽く2，3回擦過し（こすり）ます。咽頭部の場合，採取する前のうがいは雑菌混入を減らすことができます。鼻粘膜からの採取の場合も軽く2，3回擦過しますが，鼻中隔あたりまでしっかり挿入します。雑菌繁殖防止のために冷蔵にて保存します。

（9）眼科領域の検査

滅菌スワブで採取することが多いですが，検体が微小な場合は，滅菌容器（スピッツ）に少量の滅菌生理食塩水を入れて検体を浮遊させて提出します。眼科領域の検体は微小検体であることが多いため，検体をスライドグラスや選択培地に直接塗布することで塗抹検査（グラム染色）や培養検査の検出感度を高めることができます。

（10）ウイルス抗原迅速検出キット

迅速診断キットは，検体中の抗原量に結果が左右されるため，患者が痛がるからと検体採取が消極的になると十分な検体量（ウイルス量）が採取できず偽陰性の要因となることがあります。

各キットの添付文書に従い，検体の採取用スワブは，キット付属のものか，指定のものを使用します。

インフルエンザウイルスの迅速診断キットは，発症初期は，検体中のウイルス量が少ないため，キットの検出感度に満たない場合，陰性となる場合があります。臨床症状と合わせて再検査も検討します。

4 検体の運搬方法（表7）

検体が漏れ出ることのない安全な容器（ふた付きが望ましい）を専用容器として使用します。

容器の表面やゴム栓も汚染しているとして取扱いには注意しましょう。手に持って運搬する場合，密封容器やチャック付きの袋に入れて運びましょう[4]。

● 表7　検体の運搬方法

適切な運搬	不適切な運搬
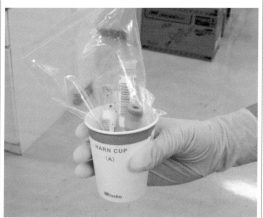	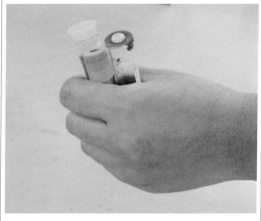
落下防止や転倒破損防止ができている	落下する危険がある。容器の汚染が手につく危険がある
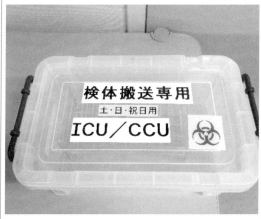	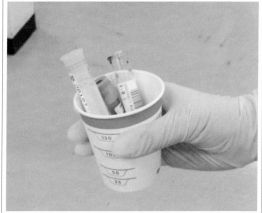
検体運搬専用容器（奈良県立医科大学附属病院仕様）：内部に採血管立てが入っている	落下する危険がある

引用・参考文献

1）小栗豊子・編：臨床微生物検査ハンドブック．第5版，じほう，2018．

2）国公立大学附属病院感染対策協議会：病院感染対策ガイドライン．pp211-216，じほう，2019．

3）山本剛・編：ICTのための耐性菌対策お助けブック．INFECTION CONTROL（春季増刊号），2019．

4）奈良県立医科大学附属病院：感染対策マニュアル．2019．

5）国際的に脅威となる感染症対策関係閣僚会議：薬剤耐性（AMR）対策アクションプラン2016-2020．平成28年4月5日
https://www.mhlw.go.jp/file/06-Seisakujouhou-10900000-Kenkoukyoku/0000120769.pdf（accessed 2020-06-01）

V 血液由来病原体による職業感染防止対策

　患者ケアを行う際は，患者に感染源を伝播させないことはもちろん，ケアを行う看護師自身も患者から感染源の曝露を受けないことが重要です。しかし，どんなに注意を払っても血液・体液等に曝露することや，針などの鋭利な器材により受傷することもあります。

　ケアを行うすべての患者の感染症検査を行うことには限界があり，日常的に標準予防策を遵守することに加え，ワクチン等で予防可能な疾患はあらかじめワクチン接種を行っておくことが必要です。また，ワクチン等で予防できない疾患の場合は，受傷直後に適切な処置を行うことが必要です。

> Check Point <

- 血液由来病原体による感染リスクを知りましょう。
- ワクチン接種で予防できる感染症とできない感染症を理解しましょう。
- 血液・体液で曝露した場合の対応について理解しましょう。

1 血液由来病原体による職業感染リスク

　血液由来病原体による主な職業感染 [1]には，B型肝炎ウイルス(hepatitis B virus：HBV)，C型肝炎ウイルス(hepatitis C virus：HCV)，ヒト免疫不全ウイルス(human immunodeficiency virus：HIV)があります。これに加え，職業感染制御研究会では「成人T細胞白血病，プリオン，マラリヤ，回帰熱，ブルセラ症，レプトスピラ症，アルボウイルス感染症なども血液曝露により感染する可能性がある」[1]と注意喚起を促しています。本章では，針刺し・切創・体液曝露による職業感染のリスクが高いHBV，HCV，HIVについて解説します。

2 血液媒介病原体による職業感染リスク

　血液媒介病原体による職業感染のリスクは，血液・体液が曝露者の体内にどのくらい侵入したのか，曝露源(患者)のウイルス量により異なります。例えば，針刺しによる曝露では，中空針か否か，

🔍 key word >> 1　職業感染：医療従事者が勤務中に患者から直接または，病原菌に汚染された手・薬剤・医療器具などを介して感染症に罹患すること。

中空針であった場合でも針の内腔の大きさにより含まれる血液の量が異なります。また，内腔の大きさが同じであっても針がどのくらい曝露者の体内に侵入したかによってもリスクは異なります。そして，受傷者が手袋やゴーグルなど個人防護具を着用していたか否かによっても体内に侵入する血液・体液の量が異なります。これらさまざまなシチュエーションから曝露リスクをアセスメントして対処することが重要です。現在，報告されている針刺しなどの曝露リスクは，**表1**のとおりです。

1 妊娠中の職員に対する血液媒介病原体による職業感染リスク

妊娠中は，胎児の発育を可能にするため，細胞性免疫が低下します。これにより母体への感染性を増大させることはありません[2]。しかし，胎児への影響から感染症を治療することができない場合があるので，ワクチン接種により予防可能な疾患は妊娠前に予防接種を受けられるようシステム化しておく必要があります。

妊娠中の職員に対する血液媒介病原体による職業感染リスクなどは，**表2**のとおりです。

3 血液媒介病原体曝露予防対策

1 ワクチン接種

HBV，HCV，HIVによる曝露後にワクチン等で感染を防ぐことができるのは，現在HBVのみです。そのため，入職時に（できれば学生の間の病院実習が始まる前に）HBs抗体検査を実施し，抗体陰性者はワクチン接種で抗体を獲得しておくことが望ましいと考えます。HBワクチンは，1シリーズ0・1・6か月の3回接種が必要です。また，3回接種後の1～2か月後にHBs抗体を測定し，抗体を獲得したのか確認する必要があります。

● 表1　針刺し・粘膜曝露による感染リスク

・HBV

血液由来病原体の種類	臨床的肝炎発症リスク（血清学的エビデンスがみられる危険性）
HBs，HBe抗原共に陽性	22～31％（37～62％）
HBs抗原陽性，HBe抗原陰性	1～6％（23～37％）

・HCV

血液由来病原体の種類	臨床的肝炎発症リスク（血清学的エビデンスがみられる危険性）
HCV抗体陽転化の平均頻度	1.8％（範囲：0～7％）

・HIV

感染経路	HIV感染の平均リスク
経皮的曝露	約0.3％（95％信頼区間：0.2～0.5％）
粘膜曝露	約0.09％（95％信頼区間：0.006～0.5％）

※AIDS，HIV RNA量が1,500コピー/mℓ以上，中空針，血管内に刺入された器具，血液・体液が肉眼的に見える，深い傷の場合は感染の可能性が高い

病原体	胎児への影響	周産期の感染率	母体スクリーニング	予防策
サイトメガロウイルス	・難聴 ・先天性症候群[*1]	・初母体感染では15％ ・症状出現は5％	・抗体は感染症に対していくらか防御となるが，完全な防御とならない ・ルーチンスクリーニングは勧められない	・標準予防策
B型肝炎	・肝炎 ・新生児では慢性肝炎	・HBe抗原陽性90％ ・HBe抗原陰性0〜25％	・ルーチンHBs抗原検査が推奨される	・新生児へのワクチン接種とHBIG投与 ・標準予防策
C型肝炎	・肝炎	・2〜5％	・HCV抗体・リファレンス検査室においてはHCVRNA・ルーチンスクリーニングは推奨されない	・標準予防策
単純ヘルペス	・粘膜病変 ・敗血症 ・脳炎 ・先天性奇形（まれ）	・院内曝露からは起こりそうにない ・初感染33〜50％ ・再発例4％	・抗体検査は有用ではない ・分娩時の疾患のための検査	・標準予防策
HIVウイルス	・2〜3歳でAIDS発症	・8〜30％	・EIA	・ハイリスク行動を避ける ・ハイリスク針刺曝露の後の曝露後予防を考慮する ・HIV抗体陽性の母体およびそれらの胎児に対する分娩中および出生後のジドブジン投与 ・標準予防策
インフルエンザ	定見なし	まれ	なし	・ワクチン（妊娠中は安全である） ・飛沫予防策
麻疹	・未熟児 ・流産	まれ	・病歴 ・抗体検査	・ワクチン[*2] ・空気予防策
パルボウイルスB19	・水腫 ・死産	・まれ，最も有害な結果3〜9％	・妊娠前のIgM，IgG抗体検査 ※抗体は防御的	・飛沫予防策
風疹	・先天性症候群[*1]	・全体で45〜50％ ・最初の12週では90％	・抗体検査	・ワクチン[*2] ・急性感染症に対しては飛沫予防策 ・先天性風疹に対しては接触予防策
結核	・肝腫大 ・肺症状 ・中枢神経系症状	まれ	・ツベルクリン検査	・疾患に対してイソニアジド・エタントール ・空気予防策
水痘帯状疱疹	・奇形（皮膚，四肢，中枢神経系，眼） ・水痘	・全体で25％ ・先天性症候群は0〜4％	・抗体検査	・ワクチン[*2] ・感受性であるならば曝露の96時間以内のVZIG ・空気予防策および接触予防策

HBIG：B型肝炎免疫グロブリン
HIV：人免疫不全ウイルス
VZIG：水痘帯状疱疹免疫グロブリン
＊1：先天性症候群：黄疸，肝腫大，小頭症，中枢神経系異常，血小板減少症，貧血，網膜症，皮膚および骨病変の多様な組み合わせ
＊2：生ワクチンは，妊娠の前にルーチンに投与される
　Sigel JD：Risk and exposure for the pregnant health-care worker, In：Olmstead RN, ed. Infection control and applied epidemilogy：
　　　　　Practices. St Louis, MO：Mosby, 1996：22.2-22.3（table 22-1）. より改変

①標準予防策の遵守

・鋭利な器材を取り扱う場合は，個人防護具を着用します。

・針や鋭利器材を使用する場合は，耐貫通性のある廃棄容器を持参します。

②安全装置付き鋭利器材を使用する。

・安全装置付き鋭利器材を新たに導入する場合は，使用方法について正しく指導しましょう（**写真1**）。

③針を使用した後はリキャップをしない。

・どうしてもリキャップをせざるを得ない場合は，片手で行います（**図1**）。

◉ 写真1　安全器材の使用例

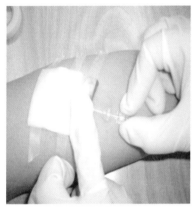 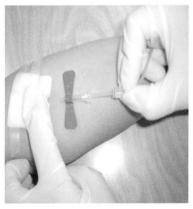

ストッパーをつまみ後ろにスライドさせる　　　抜針部を圧迫止血し翼のテープを剥がして廃棄する

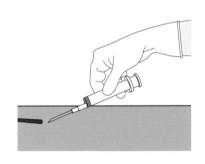 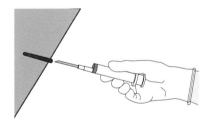

片手すくい上げ法　　　　　　　　　　　　Greenの方法

◉ 図1　針刺し事故対策（片手で行う方法）

4　血液・体液曝露後対策（post exposure prophylaxis：PEP）

1 曝露部位の適切なケア

①受傷後ただちに受傷部位を石けんと大量の流水で洗浄する。

②粘膜曝露の場合は，水で洗浄する。

・口腔粘膜の場合はポビドンヨード含漱水によるうがいを追加することもよい方法です。
・しかし，創部を消毒することや，血液を絞り出すことは，感染リスクの減少にはつながりません。

② 曝露の報告
①洗浄後すぐに所属長に報告する。
②報告する内容は，施設指定の用紙に記載し，提出する。
③雇用者は，提出された書類の内容を確認し，労務災害の申請を行う。

【報告内容の例】
・曝露の日時
・曝露の詳細：使用器具，使用方法，使用過程でいつ発生したのか
・体液，曝露物質の種類，量
・曝露の程度：経皮的曝露，創傷の深さ，血液・体液が体内に注入されたか否か，皮膚の状態，防護用具の着用の有無
・曝露源の患者の詳細：血液媒介感染症の有無
・曝露者の詳細：ワクチン接種の有無，抗体獲得の有無
・曝露後の対処方法

③ 曝露後対策（PEP）の実施
曝露後はフローチャート（**図2**）に沿って対策を行います。

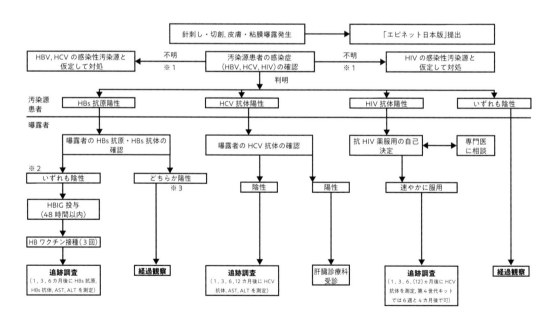

※1 曝露源不明の場合や患者が同定できても検査の同意が得られない場合や検査実施が不可能な場合は，HBV，HCVの曝露源と仮定して対処する。HIV感染の曝露の可能性がある場合はHIV曝露源と仮定して対処する。
※2 曝露者のHBs抗原・HBs抗体の検査結果が24時間（遅くとも48時間）以内に判明しない場合は，結果を待たずにHBIGの投与を考慮してもよい。
※3 HBVキャリア（HBs抗原とHBs抗体がともに陽性，またはHBs抗原陽性でHBs抗体陰性）の場合は，肝臓診療科受診を勧める。
国公立大学附属病院感染対策協議会・編：病院感染対策ガイドライン2018版【2020年3月増補版】，p268，じほう，2020.

◉ **図2　HBV，HCV，HIV による針刺し・切創，皮膚・粘膜曝露発生時の処置**

（1）HBVの経皮および粘膜曝露時の対応

　　HBVの曝露を受けた場合は，受傷者（被曝露者）がHBs抗体を獲得しているか否かによって**表3**のように対応が異なります。

（2）HIV曝露後予防

　　HIVの曝露を受けた場合は，可能であれば2時間以内に（曝露から長時間経過していても予防を検討してよい）抗HIV薬の内服を開始します。所属する医療機関で抗ウイルス薬を常備していない場合は，エイズ拠点病院に連絡し，受診します。

①抗HIV薬内服前には以下の3点について確認する。

・女性の場合は，妊娠または妊娠の可能性について

・慢性B型肝炎患者ではないこと

・腎機能に問題がないこと

②**表4**に示したレジメンで内服を開始する。

③抗HIV薬は約4週間内服を継続する。

● 表3　HBV の経皮および粘膜曝露時の対応

曝露したスタッフのワクチン接種と抗体産生の状況[※1]		治療		
		患者がHBs抗原陽性	患者がHBs抗原陰性	患者不明または患者の検査ができない
ワクチン未接種者		HBIG[※2]を1回接種し，HBVワクチン接種コースを開始する	HBVワクチン接種コースを開始する	HBVワクチン接種コースを開始する
ワクチン接種者	抗体が産生されている場合[※3]	曝露後予防は不要	曝露後予防は不要	曝露後予防は不要
	抗体が産生されていない場合[※4]	HBIGを1回投与して再度ワクチン接種をするか，HBIGを2回投与する[※5]	曝露後予防は不要	患者がハイリスク者であればHBs抗原陽性として治療する
	抗体産生について不明な場合	HBs抗体を測定し（1）十分な抗体があれば[※3]，予防治療は不要である（2）抗体が不十分であれば[※4]，HBIGを1回投与してワクチンを追加接種する	曝露後予防は不要	曝露した人のHBs抗体を検査し，（1）十分な抗体があれば，予防治療は不要である，（2）抗体が不十分であれば，ワクチンを追加接種し，1〜2か月後に抗体を再検査する

※1　HBVにすでに感染したことのある人は再感染に免疫があり，曝露後予防の必要性はない
※2　HBIG＝HBV免疫グロブリン製剤，1回0.06ml/kgを筋肉注射する
※3　「抗体が産生されている場合」とはHBs抗原に対する血清抗体が十分にみられる人（HBs抗体≧10mIU/ml）をいう
※4　「抗体が産生されていない場合」とはHBs抗原に対する血清抗体が不十分な人（HBs抗体＜10mIU/ml）をいう
※5　HBIGの1回接種およびHBVワクチンの再開という選択は3回接種コースの2コース目が完了していない無反応者に好まれる
　　　矢野邦夫・訳：HBV, HCV, HIVの職業上曝露への対応と曝露後予防のためのCDCガイドライン，p51，メディカ出版，2001.

● 表4　HIV曝露後予防のレジメン

第1推奨
アイセントレス®（RAL）＋ツルバダ®配合錠（TDF/FTC） ≒アイセントレス®（RAL）＋デシコビ®配合錠HT（TAF/FTC）（※妊娠が否定できる場合） ※アイセントレス®は400mgを1日2回内服する（1日2錠） ※アイセントレス®は600mgの錠剤もあり，1日1回2錠（1200mg）内服という選択肢もあるが，基本は400mg錠の1日2回内服とする ※ツルバダ®，デシコビ®は1日1回1錠を内服する ※上記薬剤は食事とは無関係に開始可能である
第2推奨
テビケイ®（DTG）＋ツルバダ®配合錠（TDF/FTC） ※テビケイ®，ツルバダ®とも1日1回1錠を内服する ※上記薬剤は食事とは無関係に開始可能である ※テビケイは妊婦が使用した場合には新生児の神経系の障害のリスクが増える可能性が報告された。そのため妊娠または妊娠の可能性のある医療者への使用は選択されてはならない
専門家との相談があったときのみ使用してよい抗HIV薬
・ザイアジェン®（Abacavir：ABC） 注：トリーメク®配合錠内服の経験蓄積と日本人でのHLA-B5701対立遺伝子の保有率の低さから，以前より上位の選択肢になり得ると考えられる 以下の薬剤は，曝露後予防としては禁忌（または推奨されない） ・ビュラミューン®（Nevirapine：NVP） ・ビラセプト®（Nelfinavir：NFV）

四本美保子，白阪琢磨，HIV感染症及びその合併症の課題を克服する研究班：医療従事者におけるHIVの曝露対策．抗HIV治療ガイドライン．p157，令和元年度厚生労働行政推進調査事業費補助金エイズ対策政策研究事業．2020．より改変

引用・参考文献

1）職業感染制御研究会：血液媒介感染症とは．
jrgoicp.umin.ac.jp/index_infection.html（accessed 2019-12-20）

2）向野賢治，久保田邦典・訳．小林寛伊・監訳：医療従事者のための感染対策のためのCDCガイドライン．INFFECTION CONTROL 8（Suppl B）：79，1999．

3）Thomas JA, Ott DE, Gorelick RJ：Efficiency of human immunodeficiency virus type 1 postentry infection processes：Evidence against disproportionate numbers of defective virions. J Virol, 81：4367-4370, 2007. https://www.haart-support.jp/guideline/part15_4.htm（accessed 2020-03-10）

4）国公立大学附属病院感染症対策協議会・編：病院感染対策ガイドライン2018年版．じほう，2018．

5）矢野邦夫・訳：HBV, HCV, HIVの職業上曝露への対応と曝露後予防のためのCDCガイドライン．pp18-53，メディカ出版，2001．

6）四本美保子，白阪琢磨，HIV感染症及びその合併症の課題を克服する研究班：医療従事者におけるHIVの曝露対策．抗HIV治療ガイドライン．pp152-164，令和元年度厚生労働行政推進調査事業費補助金エイズ対策政策研究事業．2020．

7）日本環境感染学会 ワクチンに関するガイドライン改訂委員会：医療関係者のためのワクチンガイドライン第2版．日環境感染会誌，29（Suppl III），2014．

8）坂本史衣：安全装置付き鋭利器材の針刺し発生率への影響．日環境感染会誌，24：100-105，2009．

新型コロナウイルス（SARS-CoV-2）の感染防止対策

　新型コロナウイルス感染症は，2020年にパンデミックを引き起こした新興感染症です。主な感染経路は飛沫感染と接触感染ですが，3密といわれる「密閉・密集・密接」という条件が揃うことで，エアロゾルが効率的に拡散し，集団感染を引き起こすと考えられています。新型コロナウイルス感染症の症状は多様で，その感染性は発症2日前から始まります。感染予防には，日常的なマスクの着用や手指衛生などの標準予防策の徹底が重要です。

　本項は，2020年12月末の時点で得られている知見に基づいています。

> **> Check Point <**
>
> ◎ 新型コロナウイルス感染症の特徴を理解しましょう。
> ◎ 新型コロナウイルス感染症の感染経路と侵入門戸を理解しましょう。
> ◎ 新型コロナウイルス感染を予防するための感染防止技術を理解しましょう。
> ◎ 新型コロナウイルスに有効な消毒薬を理解しましょう。

1 新型コロナウイルスの感染管理の考え方

1 新型コロナウイルス感染症

　2019年12月末から中国の湖北省武漢市で発生した原因不明の肺炎は，新型のコロナウイルス（SARS-CoV-2）が原因であることが明らかとなり，パンデミックとなりました。このウイルスによって引き起こされた感染症をCOVID-19（Coronavirus disease 2019）と呼んでいます。

　新型コロナウイルス感染症の症状は，多様で重症度によって異なります。例えば，発熱，咳，息切れは，軽症で入院していない患者よりも，入院患者のほうが多く報告されています[1]。一方，全身倦怠感，頭痛，筋肉痛は，入院していない患者からも広く報告されています。また，嘔吐や下痢などの消化器症状を呈す患者もいます。新型コロナウイルス感染症の症状は，他の呼吸器疾患に酷似していますが，嗅覚障害や味覚症状は特有の症状だといえそうです[2]（**図1**）。

2 新型コロナウイルスの感染経路

　感染対策は，感染経路を理解することから始まります。新型コロナウイルスの感染経路は主に2つで，1つは飛沫感染です。飛沫（droplet）よりも小さく，空気感染との中間位に位置するエアロゾルによる感染は，換気の悪いレストランで席の離れた2つの家族に感染伝播した事例が報告され

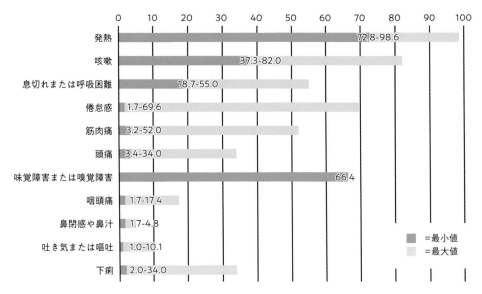

文献2）～9）より筆者作成

● 図1　COVID-19の主な症状

ており，エアロゾルの広範囲な拡散による感染の可能性が指摘されています[10]。エアロゾルは，気管挿管などの医療行為によっても発生します。

　接触感染は，汚染されたものに触れた手で鼻や口および眼を触ることで感染します。新型コロナウイルスは，まず鼻咽頭に感染を起こすので，汚染した手指で顔を触ったときに感染するものと考えられています。Alonsoらの研究では，人は1時間あたり，公共物を3.3回触り，顔を3.6回触ると報告されています[11]。

③ 新型コロナウイルスの感染性

　ヒトからヒトへの感染の約半分が，発症前の時期と少数の無症状の感染者からであり，感染者は発症2日前からヒトに感染させている可能性が高いことが報告されています[12]。会話による呼気にも飛沫が含まれていることから，特に症状がなくても，対面で会話をするような場合にマスクを着用する「ユニバーサルマスキング」が推奨されます[13]。

④ 感染経路の遮断

　感染予防の原則は，感染経路を遮断することです。ウイルスの侵入門戸は3か所で，鼻と口と眼です。したがって，行為の過程でウイルスの感染経路を遮断する行動をとればよいのです。

　飛沫感染予防では，マスクとゴーグルを着用します。新型コロナウイルスは，症状が出現する前から感染性があるため，市中で感染が流行している時期は，公共の場では常にマスクを着用しておくことで，感染成立のリスクを減らすことにつながります。マスクの効果については，飛沫が拡散しにくくなるものの[14]，他者から自分への感染予防についてはマスクの性能に影響され，十分なエビデンスがありません。マスクに期待する効果は，"source control"であることを理解しておきましょう。

　エアロゾルは，気管挿管や吸引などで発生します。医療現場では，疑い患者を含む感染者に対して，エアロゾルが発生する可能性のあるケアや処置を行うときは，N95微粒子用マスク（N95マス

ク）を着用することが推奨されます[15][16]。

　また，標準予防策に準じた手指衛生に加えて，不特定多数の人が触れるものを触った後は，必ず手指衛生を行い，むやみに顔を触らないことも重要です。

　感染経路別予防策については，「第1部感染予防のための基本知識 Ⅳ感染経路別予防策の考え方」も参照してください。

2 新型コロナウイルスの感染対策

1 ゾーニング

　感染者が発生した場合，行わなければならないのが隔離であり，ゾーニングです。ゾーニングとは，病原微生物に汚染されている区域で個人防護具を着用する汚染区域（レッドゾーン）と，汚染されていない区域で個人防護具を着用しない清潔区域（グリーンゾーン）にエリアを区分けすることです[17]。

　患者が1人であれば病室を汚染区域として個室隔離とすればよいのですが，患者が増えて個室が確保できなかったり，複数の病室で患者をケアしなければならなくなったときは，ゾーニングが必要になります。

　医療従事者は，汚染区域に入る際は個人防護具を着用します。個人防護具を脱ぐ場所（イエローゾーン）は，清潔区域と汚染区域の間に配置します。脱衣場所は個人防護具を脱ぐ場所なので，個人防護具は清潔区域の中で着用してから，汚染区域に入ります。一度，汚染区域に入ったら，個人防護具を着たままでグリーンゾーンに入ってはいけません（**図2**）。

　ゾーニングを設定したら，個人防護具を着用したままで両方のゾーンを行き来するなど，汚染区域と清潔区域の扱いが混在しないように注意します。一方で，患者搬送時に一時的に清潔区域の廊下を往来せざるを得ない状況が生じることがあるかもしれません。新型コロナウイルスの感染経路は，飛沫感染と接触感染なので，人通りを工夫し，換気や飛沫拡散防止をすることで感染予防は可能であると考えられます。

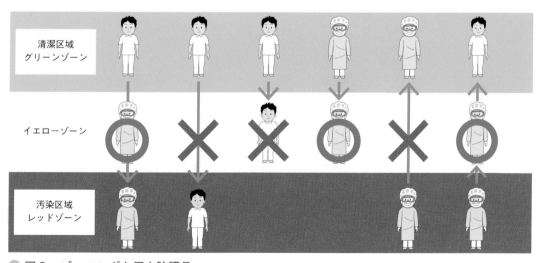

● 図2　ゾーニングと個人防護具

2 個人防護具

個人防護具は，新型コロナウイルスによる身体汚染を予防するために着用するものですが，正しく脱がないと，身体を汚染する可能性があります。そのため，脱着の機会は，最小限にすることが必要です。

新型コロナウイルス感染症の患者に接する際の個人防護具は，アイシールド付きのサージカルマスク，サージカルマスクとゴーグル，サージカルマスクとフェイスシールドなどの組み合わせで顔面を保護する防護具に，ガウンと手袋を着用します。

N95マスクは，エアロゾルが発生する可能性がある場合に着用します。気管挿管・抜管，気道吸引，NPPV装着，気管切開術，心肺蘇生，用手換気，気管支鏡検査，吸入，誘発採痰などが該当します。鼻咽頭ぬぐい液等の上気道の検体採取では，米国はN95マスクを着用するように推奨していますが[15]，日本ではN95マスクの着用を必須としてはいません[18]。

キャップは，頭髪が汚染される可能性がある場合に着用しますが，必須ではありません[16]。大切なことは，頭髪にむやみに触れないことです。

シューズカバーや靴の履き替えは必要ありません。中国の医療機関における調査では，半数以上の医療スタッフの靴底から新型コロナウイルスが検出されたと報告されています[19]。しかし，シューズカバーの脱着時に手指が汚染するリスクへの懸念のほうが大きいことや，靴底のウイルスが院内感染の要因になったとの報告がみられていないことからも，新型コロナウイルス感染の予防を目的としたシューズカバーの使用は推奨されません[16]。

ワンピース型の全身を覆う防護服の着用は必須ではありません[16]。ワンピース型の防護具は，脱ぎ方が難しく，特に不慣れな人は1人で上手に脱ぐことが困難です。

個人防護具については，「第2部 Ⅱ防護用具の使用方法」も参照してください。

3 手指衛生

新型コロナウイルス感染症の患者が発生すると，患者や職員に濃厚接触者が発生します。新型コロナウイルスは発症前から感染性があるため，感染者が確認されてから対策をとっても遅いので，日頃の標準予防策がどれだけできているかが大変重要です。濃厚接触者の中からどれだけ感染者が発生するかは，手指衛生をはじめとする標準予防策の遵守に影響されるかもしれません。

4 消毒薬の選択と使用 ❶1

新型コロナウイルスは，エンベロープをもつRNAウイルスで，消毒薬に対する抵抗性は高くないと考えられています。現在，有効な消毒薬として，60％以上のアルコールや次亜塩素酸ナトリウムの使用が推奨されています[16]。経済産業省は，アルコール以外の選択肢を増やすために，2020年6月26日付で，新型コロナウイルスに対して有効な消毒物資（一部の界面活性剤及び次亜塩素酸水）をウェブサイトで公表しています[21]（**表1**）。この中には，一般家庭でも入手可能な界面活性剤の検証結果が含まれており，家庭用洗剤に含まれる成分のうち9種類の有効性が確認されています[22]。

! one point ≫1 新型コロナウイルスの生存期間を，エアロゾル，プラスチック，ステンレス，銅，段ボールの5つの環境表面で比較した研究では，エアロゾルでは3時間，銅では4〜8時間，段ボールでは24時間後に残存が確認されなくなりました。一方，感染力は低下したものの，ステンレスで48時間後（2日間），プラスチックで72時間後（3日間）まで残存していることが確認されました[20]。

（1）新型コロナウイルスと次亜塩素酸ナトリウム

　アルコールが入手困難になった時期があったことから，新型コロナウイルス対策に次亜塩素酸ナトリウムが頻用されるようになりました。次亜塩素酸ナトリウムは，濃度が異なる製品がたくさん販売されているため，適切な濃度に希釈することが重要です。また，次亜塩素酸ナトリウムは光で分解が進むため，遮光容器に保存し，最大でも24時間以内に使用する必要があります。

　次亜塩素酸ナトリウム溶液の希釈濃度は，ガイドラインによって多少異なっています。例えば，高頻度接触面について，日本環境感染学会は0.1 〜 0.5 ％，国立感染症研究所は，0.05 ％としています。0.1 ％はノロウイルスで汚染された場所の消毒に使用する濃度です。明らかに汚染がない室内などで，広範囲に使用するのは避けます。感染患者の病室や，汚染の可能性がある場所に限定して使用するとよいでしょう。また，次亜塩素酸ナトリウムは，塩素ガスを発生し，大量に吸引することで間質性肺炎などの深刻な病態を引き起こすことがあります。噴霧は行わず，使用後は十分換気することが必要です。

● 表1　新型コロナウイルスに有効な界面活性剤及び次亜塩素酸水

1．界面活性剤
・直鎖アルキルベンゼンスルホン酸ナトリウム（0.1 ％以上）
・アルキルグリコシド（0.1 ％以上）
・アルキルアミンオキシド（0.05 ％以上）
・塩化ベンザルコニウム（0.05 ％以上）
・塩化ベンゼトニウム（0.05 ％以上）
・塩化ジアルキルジメチルアンモニウム（0.01 ％以上）
・ポリオキシエチレンアルキルエーテル（0.2 ％以上）
・純石けん分（脂肪酸カリウム（0.24 ％以上））【6月25日追加】
・純石けん分（脂肪酸ナトリウム（0.22 ％以上））【6月25日追加】
2．次亜塩素酸水（有効濃度35ppm以上）
※ジクロロイソシアヌル酸ナトリウムを水に溶かしたものについては，有効塩素濃度100ppm以上

経済産業省：新型コロナウイルスに有効な界面活性剤及び次亜塩素酸水を公表します（最終回），
https://www.meti.go.jp/press/2020/06/20200626012/20200626012.html より筆者作成

Column

次亜塩素酸水

　次亜塩素酸ナトリウムに似た名称のものに次亜塩素酸水があります。元来，次亜塩素酸水は，食品衛生法で「塩酸または食塩水を電解することにより得られる，次亜塩素酸を主成分とする水溶液」と定義された食品添加物です[23]。しかし，実際には次亜塩素酸ナトリウムにクエン酸などを混ぜてpH調整した水溶液が，次亜塩素酸水や次亜塩素酸水溶液という呼称で販売されています。独立行政法人製品評価技術基盤機構（NITE）は，次亜塩素酸水（電解型/非電解型）の新型コロナウイルスに対する有効性について評価し，有効塩素濃度を35ppm以上（ジクロロイソシアヌル酸ナトリウムを水に溶かしたものについては，有効塩素濃度100ppm以上）とし，①汚れ（有機物：手垢，油脂等）をあらかじめ除去すること，②対象物に対して十分な量を使用することが必要であることを使用上の注意としています[24]。

③ 集団感染の現場

　新型コロナウイルス感染では，クラスターと呼ばれる集団感染が発生しています。

　医療機関の集団感染事例でわかってきたことは，発端となった患者は，必ずしも最初に明らかになった患者とは限らず，別の疾患で入院した患者や，職員の場合もあるということです。例えば，医療従事者は軽度の感冒症状では仕事を続けてしまうことがあり，気がつかないうちに拡散に寄与している可能性があります。また，夜間や急変時は感染対策が疎かになりやすく，新型コロナウイルス感染症疑いの患者だと思わなければ，X線やCT撮影を行う放射線技師や理学療法士は感染リスクに曝されることになります。

　新型コロナウイルスは，発症2日前から感染性があることから，市中流行期には未発症の感染者の可能性に注意することが必要です。そして，集団感染に至らないためには，手指衛生をはじめとする標準予防策を日常的にしっかり行うことが必要です。

④ 医療従事者の感染対策

① 職員の健康管理

　職員が初発患者であったというケースは，国内でも散見されています。感染しても，初期のほとんどは軽症から無症状である場合が多いので，感染期間中に就業していることが少なくありません。多数の濃厚接触者が発生すると，就業制限によって，仕事に従事する職員が足りなくなったり，今回のように個人防護具などの物資が枯渇傾向にあると対応に苦慮することになります。

　就業前の検温は多くの職場で行われていると考えられますが，就業直前は36℃台だと報告されていても，帰宅後や夜になると37℃台の微熱があったということもあります。感染していることを告げられると，そういえば全く症状がなかったわけではない，と考え直す人がいます。咽頭不快や頭痛，なんとなく体調が悪いといった症状は，感染による症状なのか疲労によるものかよくわからない，というグレーゾーンです。迅速な初動のためには，休日や夜間の職員の変化を把握し，個人任せにしておかないことです。管理者がスタッフの体調について確認する仕組みをつくっておきます。健康管理のための既存のアプリもいろいろあるので，利用するのも有効でしょう。

② ベッドサイド以外の感染リスク

　日本では，3密といわれる「密閉・密集・密接」という条件が揃うことで，集団感染を起こしやすいことが報告されました[25]。例えば，休憩時間に「狭い休憩室」で「看護師たちが集団」でマスクを着用せずに「おしゃべりをする」は，3密に該当します。職員間の感染では，食堂，休憩室，更衣室などの換気しにくく，狭く密になりやすい環境での感染の可能性が指摘されています[26]。休憩室は，窓がなかったり，狭い部屋で一斉に休憩しなければならなかったりと，3密の条件が揃っていることが多いのではないでしょうか。休憩室では食事をとるためマスクを外します。3密を避けるため，休憩時間を分散したり，別の部屋も利用して距離をあけられるようにしたりするなどの工夫が必要です。

　また，会食などに同じ職場のスタッフが大勢で参加すると，その中に感染者がいた場合，一度に多くの職員が濃厚接触者となり自宅待機となります。残された少人数で対応しなければならなくなってしまうため，医療機能が大幅ダウンしないようなリスクヘッジも重要です。

1 ）Centers for Disease Control and Prevention: Interim Clinical Guidance for Management of Patients with Confirmed Coronavirus Disease（COVID-19）.
https://www.cdc.gov/coronavirus/2019-ncov/hcp/clinical-guidance-management-patients.html（accessed 2021-01-05）

2 ）Giacomelli A, Pezzati L, Conti F, et al: Self-reported Olfactory and Taste Disorders in Patients With Severe Acute Respiratory Coronavirus 2 Infection: A Cross-sectional Study. Clin Infect Dis, 71: 889-890: 2020.

3 ）Guan W, Ni Z, Hu Y, et al: Clinical Characteristics of Coronavirus Disease 2019 in China. N Engl J Med, 382: 708-720: 2020.

4 ）Chen N, Zhou M, Dong X, et al: Epidemiological and clinical characteristics of 99 cases of 2019 novel coronavirus pneumonia in Wuhan, China: A descriptive study. Lancet, 395: 507-513: 2020.

5 ）Huang C, Wang Y, Li X, et al: Clinical features of patients infected with 2019 novel coronavirus in Wuhan, China. Lancet, 395: 497-506: 2020.

6 ）Wang D, Hu B, Hu C, et al: Clinical Characteristics of 138 Hospitalized Patients With 2019 Novel Coronavirus-Infected Pneumonia in Wuhan, China. JAMA, 323: 1061-1069: 2020.

7 ）Xu XW, Wu XX, Jiang XG, et al: Clinical findings in a group of patients infected with the 2019 novel coronavirus（SARS-Cov-2）outside of Wuhan, China: Retrospective case series. BMJ, 368: m606, 2020.

8 ）Wu C, Chen X, Cai Y, et al: Risk Factors Associated With Acute Respiratory Distress Syndrome and Death in Patients With Coronavirus Disease 2019 Pneumonia in Wuhan, China. JAMA Intern Med, 180: 1 -11: 2020.

9 ）Pan L, Mu M, Yang P, et al: Clinical Characteristics of COVID-19 Patients With Digestive Symptoms in Hubei, China: A Descriptive, Cross-Sectional, Multicenter Study. Am J Gastroenterol, 115:766-773, 2020.

10）Li Y, Qian H, Hang J, et al: Evidence for probable aerosol transmission of SARS-CoV-2 in a poorly ventilated restaurant. 2020.
https://www.medrxiv.org/content/10.1101/2020.04.16.20067728v1.full.pdf（accessed 2021-01-05）

11）Alonso WA, Nascimento FC, Shapiro J, et al: Facing ubiquitous viruses: When hand washing is not enough. Clin Infect Dis, 56: 617, 2013.

12）He X, Lau EHY, Wu P, et al: Temporal dynamics in viral shedding and transmissibility of COVID-19. Nat Med, 26: 672-675: 2020.

13）Brooks JT, Butler JC, Redfield RR: Universal masking to prevent SARS-CoV-2 transmission-the time is now. JAMA, 324: 635-637: 2020.

14）Kähler CJ, Hain R: Fundamental protective mechanisms of face masks against droplet infections. J Aerosol Sci, 148: 105617, 2020.

15）Centers for Disease Control and Prevention: Interim Infection Prevention and Control Recommendations for Healthcare Personnel During the Coronavirus Disease 2019（COVID-19）Pandemic.
https://www.cdc.gov/coronavirus/2019-ncov/hcp/infection-control-recommendations.html#take_precautions（accessed 2021-01-05）

16）一般社団法人日本環境感染学会：医療機関における新型コロナウイルス感染症への対応ガイド第３版.
http://www.kankyokansen.org/uploads/uploads/files/jsipc/COVID-19_taioguide3.pdf（accessed 2021-01-05）

17）国立国際医療研究センター 国際感染症センター：急性期病院における新型コロナウイルス感染症アウトブレイクでのゾーニングの考え方．ver.1.0.
http://dcc.ncgm.go.jp/information/pdf/covid19_zoning_clue.pdf（accessed 2021-01-05）

18）国立感染症研究所・国立国際医療研究センター 国際感染症センター：新型コロナウイルス感染症に対する感染管理.
https://www.niid.go.jp/niid/images/epi/corona/2019nCoV-01-201002.pdf（accessed 2021-01-05）

19）Guo ZD,Wang ZY, Zhang SF, et al: Aerosol and Surface Distribution of Severe Acute Respiratory Syndrome Coronavirus 2 in Hospital Wards, Wuhan, China, 2020. Emerg Infect Dis, 26: 1583-1591, 2020.

20）van Doremalen N, Bushmaker T, Morris DH, et al: Aerosol and Surface Stability of SARS-CoV-2 as Compared with SARS-CoV-1. N Engl J Med, 382:1564-1567, 2020.

21）経済産業省：新型コロナウイルスに有効な界面活性剤及び次亜塩素酸水を公表します（最終回）.
https://www.meti.go.jp/press/2020/06/20200626012/20200626012.html（accessed 2021-01-05）

22）新型コロナウイルスに対する代替消毒方法の有効性評価に関する検討委員会：新型コロナウイルスに対する代替消毒方法の有効性評価（最終報告）．2020年６月26日

https://www.nite.go.jp/data/000111315.pdf（accessed 2021-01-05）

23）厚生労働省：次亜塩素酸水の食品添加物指定に関連する資料.
https://www.mhlw.go.jp/shingi/2009/08/dl/s0819-8m.pdf（accessed 2021-01-05）

24）独立行政法人製品評価技術基盤機構：新型コロナウイルスに対する消毒方法の有効性評価について最終報告をとりまとめました。〜物品への消毒に活用できます〜.
https://www.nite.go.jp/information/osirase20200626.html（accessed 2021-01-05）

25）Oshitani H: Cluster-based approach to Coronavirus Disease 2019（COVID-19）response in Japan-February-April 2020. Jpn J Infect Dis. 2020 Jun 30. doi: 10.7883/yoken.JJID.2020.363. Online ahead of print.（accessed 2021-01-05）

26）国立感染症研究所：クラスター対策班接触者追跡チームとしての疫学センター・FETPの活動報告.
https://www.niid.go.jp/niid/ja/jissekijpn/9744-fetp.html（accessed 2021-01-05）

3 日常ケアと感染予防

I 血管内カテーテル留置時の感染予防ケア

II 尿道カテーテル留置時の感染予防ケア

III 人工呼吸器装着時の感染予防ケア

IV 手術患者の感染予防ケア

V 地域医療施設の感染予防ケア

VI 在宅での感染予防ケア

I 血管内カテーテル留置時の感染予防ケア

　通常無菌である血管内にカテーテルを挿入することで，細菌などの侵入を容易にします。また，患者は血管内にカテーテルを挿入する必要性がある状況(食事が摂取できないなど)であることを理解し，カテーテル挿入中に感染が起こらないように注意を払う必要があります。

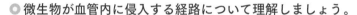

> Check Point <

- ◎微生物が血管内に侵入する経路について理解しましょう。
- ◎血管内カテーテル挿入中の感染防止策について理解しましょう。
- ◎中心・末梢・植え込み型カテーテルなど，カテーテルの違いによる感染防止策を理解しましょう。

1 血流感染の診断

　血流感染の診断は基準を用いて判定します。「検査結果で確認された血流感染」は，NHSN (National Healthcare Safety Network：全米医療安全ネットワーク)の感染症判定基準を用います。「臨床的敗血症」は，通常1歳以下の患者の判定基準として用いますが，日本の場合は，血液培養検査が実施されていない場合があることから，1歳以上の患者にも使用されることがあります。

1 検査結果で確認された血流感染

以下の①，②の2つ，または②，③，④の3つすべてを満たすものをいいます。

①血液培養から1回以上病原体が分離される。

②血液から分離された微生物は，他の部位の感染によらない。

③発熱(38℃を超える)，悪寒戦慄，低血圧などの徴候や症状が1つある。

④分離された微生物が別々に採取された2回以上の血液培養で皮膚の汚染菌(類ジフテリア〔*Corynebacterium*属，*C.diphtheriae*を除く〕，*Bacillus*属〔*B.anthracis*は除く〕，*Propionibacterium*属，コアグラーゼ陰性ブドウ球菌〔*S.epidermidis*を含む〕，*viridans*群連鎖球菌，*Aerococcus*属，*Micrococcus*属)が培養される。

または，以下の3つすべてを満たすものをいいます。

①1歳以下の患者で，発熱(深部体温で38℃を超える)，低体温(深部体温で36℃未満)，無呼吸，徐脈のうち徴候や症状が少なくとも1つある。

②陽性結果が他の部位の感染に関係ない。

③分離された微生物が別々に採取された2回以上の血液培養で皮膚の汚染菌（類ジフテリア〔*Corynebacterium*属，*C.diphtheriae*を除く〕，*Bacillus*属〔*B.anthracis*は除く〕，*Propionibacterium*属，コアグラーゼ陰性ブドウ球菌〔*S.epidermidis*を含む〕，*viridans*群連鎖球菌，*Aerococcus*属，*Micrococcus*属）が培養される。

2 臨床的敗血症

以下の4つをすべて満たすものをいいます。

①他に確認された原因がなく，発熱（＞38℃），低血圧（収縮期血圧≦90mmHg），尿量減少（＜20mℓ/時間）の徴候や症状が少なくとも1つある。

②血液培養がされていない，あるいは血液中に微生物がいない。

③他の部位に明らかな感染がない。

④医師が敗血症に対する治療を開始する。

もしくは，以下の4つをすべて満たすものをいいます。

①1歳以下の患者が，他に確認された原因がなく，発熱（＞38℃），低体温（＜36.0℃），無呼吸，徐脈の臨床的徴候や症状を少なくとも1つ有している。

②血液培養がされていない，あるいは血液中に微生物がいない。

③他の部位に明らかな感染がない。

④医師が敗血症に対する治療を開始する。

---

2 微生物侵入経路

人間の皮膚は，外からの菌の侵入を防ぐバリアとしての役割をもっています。カテーテルは，そのバリアを破壊し，その先端が血液中に入ります。また，カテーテルが血管壁に触れ，線維素塊や血栓をつくり微生物が付着しやすくなることからカテーテル関連血流感染（catheter-related bloodstream infections：CRBSI）が発症します。

CRBSIの主な感染経路には，①皮膚の細菌叢，②カテーテル接続部位の汚染，③薬液汚染の3つがあります（**図1，2**）。

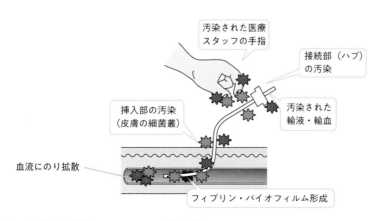

● 図1　血管内留置カテーテルの感染経路

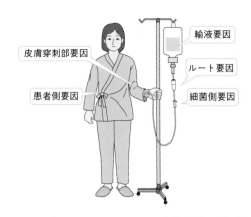

● 図2　血管内留置カテーテル感染発症の要因

図中ラベル：皮膚穿刺部要因／患者側要因／輸液要因／ルート要因／細菌側要因

1 挿入部位の要因

（1）皮膚消毒が不十分である場合

- 中心静脈カテーテルや末梢動脈カテーテルの挿入を行う前，ドレッシング交換時は，0.5％を超える（＞0.5％）濃度のクロルヘキシジンを含有したアルコール製剤を用いて皮膚の消毒を行います。
- クロルヘキシジンが禁忌の患者の場合は，ヨードチンキ，ヨードホールあるいは70％アルコールを使用します。
- 消毒薬が乾燥してからカテーテルを挿入します。

（2）汚染しやすい部位への挿入

　カテーテル挿入部位の皮膚に10^2CFU（colony forming unit；培地のうえで細菌がつくる集落）以上の細菌定着があるとCRBSIのリスクが有意に高くなります。そのため，挿入する部位によっては細菌数の違いにより感染リスクが異なります。

　成人：①鎖骨下静脈，②内頸静脈，③大腿静脈

　　　　常在菌の数等により①→③の順に感染リスクが高くなります。

　　　　機械的な合併症の可能性，鎖骨下静脈狭窄のリスク，カテーテルの操作者の技量等も考慮したうえで，鎖骨下静脈が望ましいといえます。

　小児：挿入部位による感染リスクに差はありません。

（3）カテーテルの固定が不十分である場合

- カテーテルの挿入部位は，滅菌ガーゼや透明・半透過性のドレッシング材を使用し固定します（**写真1**）。
- カテーテルを固定することで静脈炎やカテーテルの刺入位置の移動や抜去のリスクを低下させることができます。

（4）不潔操作によるカテーテルが汚染した場合

- 挿入時は無菌操作でカテーテルを挿入します。
- 1回で挿入できなかった場合は，新しいカテーテルに交換します。

2 輸液ルートの要因

　輸液ルートの接続部はアクセスする回数が増えるほど細菌が定着する機会が増えます。

（1）輸液セットの接続部から微生物が侵入

・輸液ルートにあらかじめ三方活栓やアクセスポートが組み込まれ滅菌された閉鎖式輸液セットを使用することで，輸液セットを組み立てるときに医療従事者の手が触れることによる細菌汚染を防ぐことができます。

（2）三方活栓，アクセス部位から微生物が侵入

・三方活栓からの注入は最低限にします。

・三方活栓の使用後は，残留液を抜いて終了します。

・使用しないときは，すべての活栓にキャップをします。

（3）不適切な輸液交換操作

・輸液の更新時は，新しい点滴の排出口（ゴム栓部分）を消毒用エタノール綿で十分に擦式消毒し，輸液セットのビン針を挿入します。

3 輸液の要因

（1）輸液の調整時の汚染

・薬剤部で無菌調整を行う場合は，手指衛生を行い，ガウン，手袋，サージカルマスクを着用し，クリーンベンチ内で調整を行います（**写真2**）。

・病棟で輸液の調整を行う場合は，点滴調整台を消毒用エタノール含侵のワイプなどで清拭し，手指衛生を行い，手袋，サージカルマスクを着用して行います。

・点滴調整台がナースステーションの人の出入りが多い場所にある場合は，埃が立たないよう，点滴調整時は人の出入りを制限することも考えましょう。また，点滴調整台が送風口の下にある場合は，埃が落下することも考慮し，設置場所を変更することも検討しましょう。

・点滴調整台が物品の一時的な置き場になっていることもあります。清潔な場所であることの認識をもつよう指導が必要です。

（2）長時間かけて輸液を注入する場合

・高カロリー輸液を12時間や24時間と時間をかけて滴下する場合は，点滴更新の直前に輸液を調整するなどの工夫が必要です。

・脂質を含む輸液製剤の場合は，吊り下げ開始から24時間以内に注入を完了します。

・脂肪乳剤単独注入の場合は，吊り下げ開始から12時間以内に注入を完了します（量が多い場合は24時間以内）。

・輸血または血液製剤を注入する場合は，吊り下げ開始から4時間以内に注入を完了します。

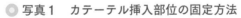

◉ 写真1　カテーテル挿入部位の固定方法

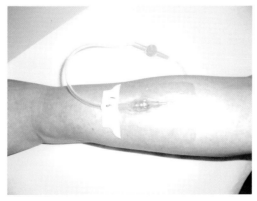

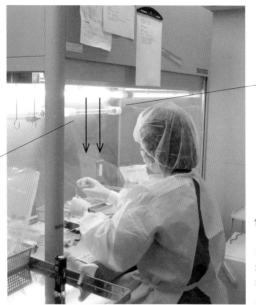

● 写真2　クリーンベンチ

上部からろ過した空気を作業スペースに吹き付けることで無埃・無菌状態を保つ

空気の流れ

作業スペースの周囲が箱のようになっているので，上部からの空気の流入により陽圧となり，埃や環境微生物の混入を避けながら無菌操作を行うことができる

3　血流感染の危険因子

アメリカでは，ICUにおいてCRBSIが「年間80,000件発生」[1]しています。「すべての病院を対象とした場合の発生件数は，250,000件に達する」[1]と見積もられています。

また，厚生労働省院内感染対策サーベイランス（Japan Nosocomial Infections Surveillance：JANIS）の2019年の公開情報では，集中治療室（intensive care unit：ICU）におけるCRBSIは0.6/1,000患者・日（177件）であったと報告しています[2]。

CRBSI発症の危険因子として以下の要因があります。

・カテーテル挿入前の長期間の入院
・カテーテル挿入期間の長期化
・カテーテル挿入部位に多量の微生物が付着（皮膚汚染）
・内頸静脈，大腿静脈へのカテーテル挿入

4　感染を起こす微生物（原因菌）

JANIS公開情報ICU部門の2019年1～12月年報[2]によると，CRBSIの原因菌として報告された分離菌数は193件で，表皮ブドウ球菌が最も多く38件（19.7％），次いでMRSA17件（8.8％），*Candida albicans*14件（7.3％），緑膿菌13件（6.7％），表皮ブドウ球菌を除くcoagulase-negative staphylococci（CNS）12件（6.2％）でした。

5 カテーテル感染予防対策

1 中心静脈カテーテル

（1）患者の準備

- ・可能な限り，シャワー浴や清拭によりカテーテルを挿入前に挿入部位を清潔にします。
- ・挿入場所は，清潔区域が保てる場所で行います。
- ・病室で挿入する場合は，シーツ交換の直後など埃が舞っていない時間に行います。

（2）マキシマルバリアプリコーション（高度無菌遮断予防策）の実施（写真3）

- ・実施者，介助者ともに手指衛生を実施します。
- ・実施者は，マキシマルバリアプリコーション（滅菌手袋，滅菌ガウン，サージカルマスク，帽子，患者の身体を覆う大きな滅菌ドレープ）を遵守します。
- ・介助者は，サージカルマスクを着用します（手袋，エプロン，ゴーグルは標準予防策に準じます）。

（3）挿入部の皮膚消毒

- ・挿入部位は，0.5％を超える濃度のクロルヘキシジンアルコール製剤または，10％ポビドンヨードを使用します（患者のヨードアレルギー，クロルヘキシジンのアレルギーがないことを確認して使用します）。
- ・10％ポビドンヨードを使用する場合は，消毒時間を2分程度おきます。
  ※ハイポアルコールで脱色する場合は，ポビドンヨードの接触時間の2分を経過後使用します（アルコールの消毒効果のみになるため）。
- ・穿刺部は，穿刺予定の部位から外に向かって同心円を描くように消毒します。

2 中心静脈カテーテル挿入中の管理

（1）挿入部位の観察

- ・カテーテル挿入部位を1日1回観察し，発赤，腫脹，熱感，排膿，滲出液，圧痛がないか確認します。
- ・発熱，頭痛，倦怠感（カテーテル挿入による感染徴候の有無）などの全身症状も観察します。

（2）ドレッシング材の交換

- ・フィルムドレッシング材を使用している場合は，1週間に1回交換します。フィルムドレッシング材が緩んだり，汚れた場合は交換します。
- ・汗や滲出液が多い場合は，滅菌ガーゼで覆い，2日に1回交換します。

● **写真3　マキシマルバリアプリコーション**

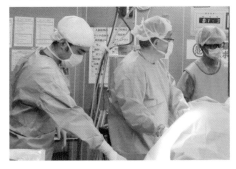

中心静脈カテーテル挿入時の高度無菌遮断予防。安全で質の高いカテーテル管理を実施することができる

（3）輸液ルートの交換

・輸液ルートは，1週間に1回程度（96時間以上の間隔を設ける）交換します。ただし，**表1**の与薬を行った場合は，表内に示した交換頻度に準じます。

③ 末梢静脈カテーテル

（1）挿入部位

成人：上肢に挿入します。下肢に挿入されている場合は，上肢に入れ替えます。

小児：上肢，下肢，頭皮に挿入できます。

（2）（留置針）カテーテルの交換頻度

成人：72〜96時間で交換します。

小児：臨床的に必要な場合に交換します。

（3）末梢静脈カテーテル挿入中の管理

①刺入部の管理

・留置針挿入部位に発赤，腫脹，圧痛など感染徴候がないか，1日1回観察します。

・留置針挿入部位から血管の走行にそって，静脈炎の徴候（熱感，圧痛，発赤，触知可能な索条の硬結）がないか1日1回観察します。

②ドレッシング材の交換

・留置針挿入部は透明のフィルムドレッシング材で覆います。

・ドレッシング材は，よれたり，剥がれたら交換します。

③留置針の交換頻度 ●1

・留置針は72〜96時間で交換します。

④ 皮下埋込型ポートの管理

（1）挿入部位の観察

ポート埋め込み部分の疼痛，腫脹，熱感，発赤などの局所感染徴候がないか，発熱，倦怠感，関節痛などの感染徴候がないか1日1回観察します（**図3**）。

（2）ポート針の交換頻度

ポートの針の交換頻度について，エビデンスはありません。輸液ルートの交換に合わせ1週間に1回程度交換します。

! one point ≫1 カテーテルの留置時間が72時間を超えると，血栓性静脈炎の発生とカテーテルの細菌コロニー形成が増加します。しかし，静脈炎の発生率は，末梢カテーテルの留置時間が96時間の場合と72時間の場合を比較しても，実質的に差はありません。カテーテル由来の感染リスクの増加には静脈炎とカテーテルのコロニー形成が関連づけられています。

● 表1　輸液・薬剤の種類とルートの交換頻度

製剤の種類	交換頻度
一般の輸液製剤	投与開始後96時間以上経過し，7日の間に交換
血液・血液製剤	投与開始後24時間以内に交換
脂肪乳剤	投与開始後24時間以内に交換
プロポフォール(静脈内投与全身麻酔薬)	6時間または12時間以内に交換

※カテーテルを交換するときはカテーテルハブとの接続部分から輸液ボトルまでの一式を交換します

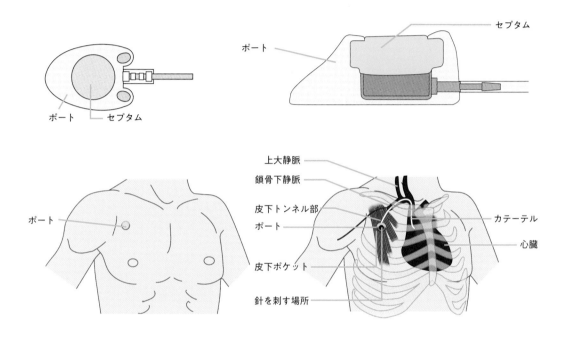

● 図3　埋め込み式ポートカテーテル

引用・参考文献

1) CDC (Centers for Disease Control and Prevention)：Guidelines for the Prevention of Intravascular Catheter-Related Infections, 2011.

2) 厚生労働省院内感染対策サーベイランス事業：2019年 年報ICU部門.
　 https://janis.mhlw.go.jp/report/icu.html (accessed 2021-1-11)

3) O'Grady NP, Alexander M, Dellinger EP,et al：Guidelines for the prevention of intravascular catheter-related infections：Centers for Disease Control and Prevention. MMWR Recomm Rep, 51：1-29, 2002.

II 尿道カテーテル留置時の感染予防ケア

　膀胱内は，無菌状態に保たれています。尿道カテーテルを留置することで「カテーテル」という異物を挿入するリスクに加え「体外との交通が容易になる」というリスクが加わるため感染の危険性を高めることになります。カテーテル挿入時は，アセスメントを十分に行い，必要時のみ挿入，留置するなど適切な管理を行う必要があります。

> Check Point <

- ◎ 尿道カテーテル留置に伴う感染症発生のメカニズムを理解しましょう。
- ◎ 尿道カテーテル留置時の適応についてアセスメントをしましょう。
- ◎ 尿道カテーテル留置後は観察を行い，感染防止に努めましょう。

1 尿道カテーテル留置に伴う尿路感染発生のメカニズム[1]

1 尿路感染発生のメカニズム

　尿道カテーテルを留置することによって発生する尿路感染の多くは，患者の外陰部，肛門周囲に生息する菌によって起こります。そのため，以下の感染経路(**図1**)が考えられます。

①尿道カテーテル挿入時に外陰部に存在する細菌を膀胱内に押し込んでしまった。

②外陰部や肛門周囲に定着した菌がカテーテルの表面と尿道粘膜の隙間から膀胱内に侵入した。

③尿道カテーテル内でバイオフィルムを形成し，尿中に菌が放出された。

④留置したカテーテルと排尿チューブの接続部を外すことで，医療従事者の手や患者環境にいた菌がカテーテル内を通って膀胱内に侵入した。

⑤採尿バッグの排液口が床や汚染された容器に触れ，菌がバッグ内に入り，バッグ内で増殖し逆行性に膀胱内に侵入した。

2 感染を起こす微生物（原因菌）

　JANIS（厚生労働省院内感染対策サーベイランス）公開情報ICU部門の2019年1〜12月年報[2]によると，尿路感染症の原因菌として報告された分離菌数は196件で，大腸菌が79件（40.3％）と最も多く，次いで緑膿菌26件（13.3％），*Enterococcus faecalis* 16件（8.2％），肺炎桿菌14件（7.1％），*Candida albicans* 7件（3.6％）でした。

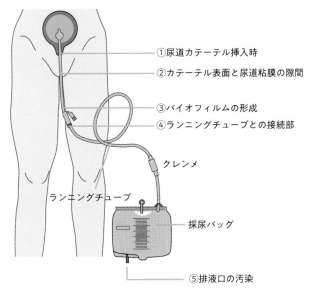

①尿道カテーテル挿入時
②カテーテル表面と尿道粘膜の隙間
③バイオフィルムの形成
④ランニングチューブとの接続部
クレンメ
ランニングチューブ
採尿バッグ
⑤排液口の汚染

※尿道カテーテルの留置によって，1日3〜10％の感染リスクがあります。
※近年，多剤耐性菌のリザーバや他の患者への伝播の原因となることが多くなっています。

◉ 図1　感染経路

2 尿道カテーテル留置のアセスメント

　尿道カテーテルを留置する場合は，その適応について検討してから挿入します。以下の①〜⑥は
CDCが必要と推奨する基準です[3]。

①急性の尿閉や下部尿路閉塞がある患者

②尿の正確な測定を必要とする重篤な患者

③特定の手術の際に使用（泌尿器科，泌尿生殖器の隣接組織の術後，長時間に及ぶ手術，手術中
　に大量の輸液投与を行う場合，利尿薬を使用することが予測される場合，手術中に尿量の監視
　が必要な場合）

④失禁患者で仙骨部や会陰部に開放創があり治癒を促進する必要がある患者

⑤長期間の安静が必要な患者（多発外傷，骨盤骨折など，胸椎・腰椎の安静を促す必要がある場
　合）

⑥終末期で安楽を優先させたい患者

※①〜⑥に該当する場合でも，感染リスクの低い方法（体外式カテーテルなど，**写真1**）を検討し
　ます。

◉ 写真1　体外式カテーテル

◉ 写真1　体外式カテーテル

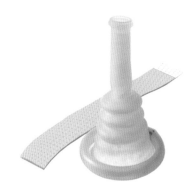
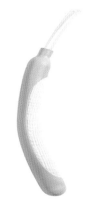

男性用：コンドーム型　　　　　　　　　女性用
（提供：コロプラスト株式会社　コンビーン）　（提供：株式会社メディコン　ピュアウイック）

3 尿道カテーテル挿入時の手技

　閉鎖式尿道留置カテーテルセット（**写真2**）を使用した場合の感染防止のための手順とポイントは以下のとおりです。

①カテーテル挿入について患者に説明する。
②カテーテル挿入時，留置部位の処置の前後で手指衛生を行う。
③カテーテル挿入，管理は適切な訓練を受け，正確な方法で行う。
④急性期ケア環境では，尿道カテーテル挿入を滅菌済みのデバイスを用いて無菌操作で行う。
⑤非急性期ケア環境では，長期的な間歇導尿を要する患者の場合，清潔操作でも容認できる。
⑥尿道カテーテル挿入後は，適切に固定する。
⑦最小径のカテーテルを使用する（膀胱頸部，尿道の損傷を最小限にとどめる）。
⑧間歇導尿を行う際は，一定間隔で行う（膀胱の過膨張を防ぐため）。

4 カテーテル留置中の感染防止のための管理方法

①尿道カテーテルを無菌的に挿入した後は，その閉鎖式導尿システムを維持する（**写真3**）。
・無菌操作の失敗，接続が外れたときはすべて交換が必要です。
②尿の流れが妨げられないように管理する。
・チューブのねじれがないか，採尿バッグは膀胱より低い位置に保たれているか確認します。
・バッグやランニングチューブが床につかないようにクリップなどで調整します（**写真4**）。
・ベッドから車椅子，ストレッチャーへの移動の際は，クリップを利用して一時的にカテーテルをクランプし，尿の逆流を予防します（**図2**）。
③カテーテルや採尿バッグに触れるときは，手袋やガウンを着用する。
④採尿バッグ内の尿は8〜12時間ごとに廃棄する。
⑤採尿バッグを空にするときは，患者ごとに別々の清潔な容器を用いる。
・尿の飛散を防ぐようにしましょう。
・未滅菌の容器が排液口に触れないようにします（**写真5**）。
⑥尿道カテーテルや採尿バッグは定期的な交換はしない。

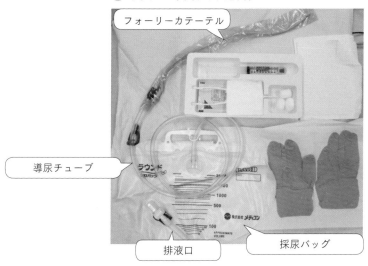

● 写真2　閉鎖式尿道留置カテーテルセット

フォーリーカテーテル

導尿チューブ

排液口

採尿バッグ

● 写真3　トレイ型完全閉鎖式導尿システム

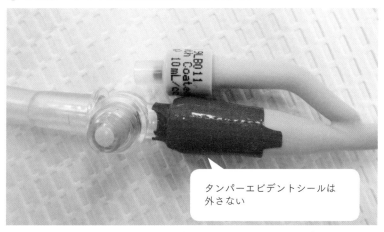

タンパーエビデントシールは外さない

カテーテルと採尿バッグが赤いシール(タンパーエビデントシール)であらかじめ接続されているため，細菌の侵入や不意の離脱を予防できる

● 写真4　クリップによる調整

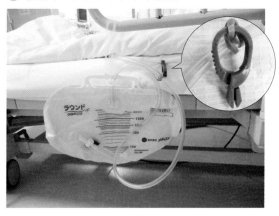

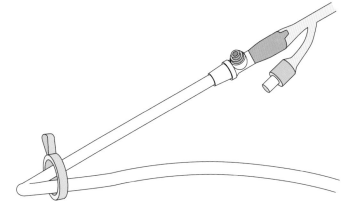

◉ 図2　移動時の一時的なクランプ方法

◉ 写真5　採尿バッグの尿の廃
　　　　棄方法

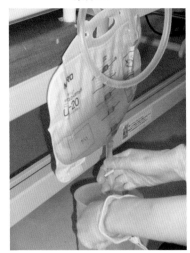

・毎日カテーテルを指で圧して，閉塞やざらつきがあれば，交換します。

⑦カテーテル留置中は，外陰部を入浴やシャワーなどにより，日常的に清潔を保持する。

・陰部洗浄は，清潔保持，外陰部の不快感の緩和を目的に行います。

・シャワー浴の際は，バッグを空にし，閉鎖を保ったまま，膀胱より低い位置に保つようにします。

⑧閉塞が予想される場合（前立腺，膀胱手術後に伴う出血による閉塞）を除き，膀胱洗浄は行わない。

⑨検体を採取する場合は，無菌的に採取する。

・採尿ポートを清拭消毒後，滅菌済みのシリンジ，カニューレ・アダプターを用いて採取します。

⑩尿道カテーテルは，体動により尿道粘膜が傷つかないよう，大腿部（女性），腹部（男性）に固定する（**図3**）。

⑪カテーテル挿入中は，毎日カテーテルの適応についてアセスメントする。

⑫不要になればすぐに抜去する。

⑬水分摂取の制限がなければ，水分摂取を促す。

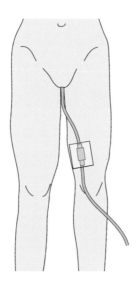

● 図3　尿道カテーテル固定デバイス

5 尿道カテーテル留置中の感染徴候

尿道カテーテルを挿入している患者の観察を行い，感染を早期に発見します。

・尿路感染徴候：38℃以上の発熱，尿の性状の変化（混濁・血尿など），恥骨上の圧痛

・局所感染徴候：尿道口からの廃液，腫脹，炎症など

引用・参考文献

1）洪愛子・編：院内感染予防必携ハンドブック．第2版，pp138-139，中央法規出版，2013.

2）厚生労働省院内感染対策サーベイランス事業：2019年　年報ICU部門．
https://janis.mhlw.go.jp/report/icu.html（accessed 2021-1-11）

3）CDC：Guideline for Prevention of Catheter-Associated Urinary Tract Infections, 2009.

4）坂本史衣：カテーテル関連尿路感染を防ぐ多角的介入．日環境感染会誌，34：1-6，2019.

5）南里純代，矢野久子，安岡砂織，他：尿路感染予防のための尿道留置カテーテル感染に関数する実態調査．日環境感染会誌，34：50-54，2019.

III 人工呼吸器装着時の感染予防ケア

　人工呼吸器装着患者の合併症として人工呼吸器関連肺炎(ventilator-associated pneumonia：VAP)は重要です。人工呼吸器を装着している患者のVAP発生率は9〜27％で，人工呼吸器を装着していない患者の6〜20倍とも報告されています[1]。厚生労働省院内感染対策サーベイランス(JANIS)の報告によると，ICUにおけるVAP実死亡率は20.5％と高く[2]，いったんVAPを発症すると，ICU在院日数や入院期間が延長し，医療費も高騰するなど，患者および保健医療施設に大きく影響します。したがって，VAPを予防することは非常に重要です。

> Check Point <

- ◎ 人工呼吸器関連肺炎の発生機序を理解しましょう。
- ◎ 人工呼吸器関連肺炎のリスクファクターを理解し，予防策を徹底しましょう。
- ◎ 人工呼吸器に関連した器材は適切な方法で処理を行いましょう。
- ◎ 人工呼吸器関連肺炎ケアバンドルについて理解し，すべての項目が確実に実施できるよう，スタッフ教育を行い，技術向上を図りましょう。

1 肺炎の分類[3]

　肺炎は発生した場所によって市中肺炎(community-acquired pneumonia：CAP)，介護・医療関連肺炎(nursing and healthcare-associated pneumonia：NHCAP)，病院感染肺炎(院内肺炎)(hospital-acquired pneumonia：HAP)に分類されます。病院感染肺炎のなかでも人工呼吸開始48時間以降に新たに発生した肺炎がVAPと分類されています。VAPはさらに①気管挿管後48〜96時間に発症した肺炎をearly-onsetVAP(早期VAP)，②気管挿管後96時間以降に発症した肺炎をlate-onsetVAP(晩期VAP)と分類されます。

2 VAPの起因菌

　厚生労働省院内感染対策サーベイランス(JANIS)公開情報ICU部門[4]の2018年1〜12月年報では，VAPの原因菌として報告された分離菌数は549件で，緑膿菌が78件(14.2％)と最も多く，次いでメチシリン耐性黄色ブドウ球菌(MRSA)47件(8.6％)，肺炎桿菌46件(8.4％)，メチシリン感受性黄色ブドウ球菌(MSSA)44件(8.0％)，*Enterobacter cloacae*36件(6.6％)でした。JAID/JSC感染

症治療ガイドライン[3]によると，早期VAPは肺炎球菌，インフルエンザ菌，MSSAなどが原因であることが多く，晩期VAPでは，緑膿菌，*Acinetobacter*，*Stenotrophomonas maltophilia*などの抗菌薬に耐性がある菌が多いと報告されています。

3 VAP発生の頻度

JANIS公開情報ICU部門[4]の2018年1〜12月年報では，ICUで発生するほかの医療関連感染と比べて，VAP発生率が1.3件/1,000患者・日と最も高いとされています。一方，日本環境感染学会JHAIS委員会医療器具関連感染サーベイランス部門の2018/07/01〜2018/12/31報告では，VAP発生率は平均2.2件/1,000患者・日と報告されています[5]。

4 病院感染肺炎の発生機序

病院感染肺炎の発生機序は，大きく分けると**図1**に示すように，口腔や鼻咽頭，胃に定着した細菌の誤嚥と，汚染された呼吸器などからの汚染エアロゾルの吸入などが考えられます[6]。発生機序を理解して，適切にケアすることは病院感染肺炎の発生を低減することにつながります。

（1）汚染された医療者の手や手袋，不適切な周辺機器の消毒や滅菌，あるいは人工呼吸器の加湿器に使用する水が病原微生物で汚染されると，人工呼吸器回路自体も汚染されます。これにより回路内で汚染エアロゾルが発生し，気管チューブを通して吸入されます。

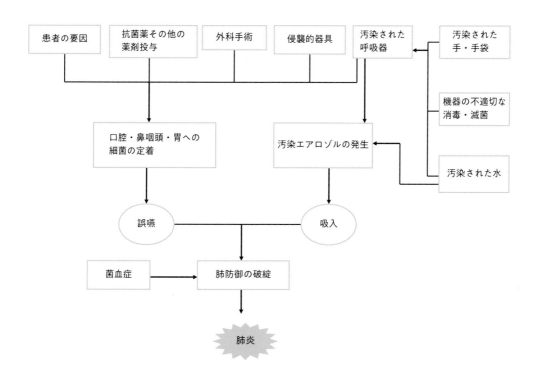

Tablan OC, Anderson LJ, Besser R, et al；CDC；Healthcare Infection Control Practices Advisory Committee：Guidelines for Preventing Health-Care-Associated Pneumonia, 2003：Recommendations of CDC and the Healthcare Infection Control Practices Advisory Committee. MMWR Recomm Rep, 53：1-36, 2002.

◉ **図1　病院感染肺炎の発生機序**

（2）患者の口腔や鼻咽頭に定着している病原微生物，あるいは制酸剤投与により胃内のpHが上昇することにより，消化管に病原微生物が増殖し，それらを誤嚥することによってもVAPは発生します。

（3）患者は気管挿管による咳嗽反射の低下や気道クリアランスが低下していますので，病原微生物が容易に下気道に侵入しやすい状態になっています。加えて，気管チューブ自体にバイオフィルムが形成されますので，気管チューブの存在自体がVAP発生のリスクになります。したがって，早期抜管を検討し，非侵襲的陽圧換気（NPPV）などにできるだけ早く切り替えることがVAP発生のリスク低減につながります[7]。

5 VAPのリスクファクター

SHEA/IDSA[8]では，挿管のタイプと経路について，
・挿管のタイプ：緊急の挿管か非緊急か。緊急の挿管は誤嚥を誘発する可能性があり，VAPを併発しやすい。
・挿管の経路：経口挿管か経鼻挿管か。経鼻挿管のほうが経口に比べてVAPを発症しやすい。
と述べてあり，頭部挙上の有無，口腔ケアの有無などもあげられています。また「Guideline for Preventing Health-Care-Associated Pneumonia, 2003」[6]によると，これらに加え，人工呼吸器の装着期間，頻回な呼吸器回路の交換が記されており，患者側のリスクファクターとして，慢性閉塞性肺疾患（COPD）などの基礎疾患を有する患者，多量の誤嚥を認める患者，術後患者，なかでも胸部手術，緊急手術，全身麻酔などがあげられています。

6 VAPの予防策

医療ケア関連肺炎防止のためのCDC（Centers for Disease Control and Prevention：米国疾病予防管理センター）ガイドライン[6]によるVAP対策ポイントを以下に記します。

1 スタッフ教育

呼吸管理に携わるすべての医療従事者に対して，VAP予防策についての教育を行う必要があります。加えて，臨床の現場で実践可能な，かつ理論的根拠に基づいたVAP予防策のマニュアルを作成することが求められています。

2 VAPサーベイランス

VAP発生のリスクが高いICUなどではサーベイランス[※1]を実施することが強く推奨されています。VAP発生の密度率の算出など数値による評価と並行して，人工呼吸器装着中の患者に対する感染対策実施状況などのプロセスサーベイランスも実施し，対策が適切に実施されているか評価を行うことが望まれます。

自施設のVAPの発生頻度を評価する際は，他施設の状況とベンチマークすることが有用です。

🔍 key word ≫1 　サーベイランス：ある患者集団や医療処置，器具を対象に，病院感染がどのくらい発生しているのかを調査・分析し，その結果を，現場でケアを実践しているスタッフにフィードバックし改善していく活動。

国内では，JANISや日本環境感染学会JHAIS委員会医療器具関連感染サーベイランス部門が参加施設のデータを公開しています。これらのデータと比較する場合には，両部門が使用しているVAPの診断定義 ◉2 を使用する必要があります。診断定義に関しては，両部門のホームページから閲覧が可能です。

③ 微生物の伝搬防止

人工呼吸器に関連した器材はセミクリティカル器材（「第1部感染予防のための基本知識Ⅴ洗浄・消毒・滅菌」p31参照）に分類されますので，Spauldingの分類（同p27）を参考に適切に洗浄・消毒・滅菌を行います。

（1）人工呼吸器回路

使用時間をもとに定期的に交換する必要はありません。目に見えて汚染していたり，機械的に作動不良になった場合にのみ交換します。

（2）人工呼吸器回路内の結露

人工呼吸器の回路にたまった結露は，患者のほうに流れこまないよう注意して，頻回に廃棄する必要があります。結露を廃棄する場合は清潔な手袋を着用し，手袋を外した後は手指衛生を行います。

（3）加湿器

バブル式加湿器には滅菌水を使用します。閉鎖式の持続的水供給加湿装置を使用することについてCDCガイドラインでの勧告はなく，また，加熱ワイヤー付きの回路や人工鼻の使用とVAPの関連についても明らかになっていません。

（4）インラインネブライザー

ネブライザー内に回路内の汚染された結露が流入したり，ネブライザーの液自体が汚染されると，汚染エアロゾルを直接吸入することになるので厳重な管理が必要です。十分な加湿を行い，可能ならネブライザーの使用を少なくし，リスクを軽減するのが望ましいでしょう。インラインネブライザーを使用する場合は以下の対策を実施します。

- ネブライザーには滅菌された液のみを使用し，無菌的に注入する。
- 可能な限り単回投与用のバイアルに入ったエアロゾル化した薬剤を使用する。
- 複数回投与用バイアルを使用する場合は開封日を必ず記載し，保存方法や使用期限についてはメーカーの指示に従う。
- リユーザブル製品で閉鎖式のタイプ（ネブライザーラインを開放せずに薬液を注入する）ものは人工呼吸器回路の交換時に交換する。
- オープンタイプのもの（ネブライザーラインを開放して薬液を注入する）は，同じ患者に使用する場合でも1回ごとに高レベル消毒または滅菌する。

（5）吸引

- 閉鎖式の吸引カテーテルを使用した場合と開放式の吸引カテーテルを使用した場合での，肺炎の発生頻度は明らかにされていません。閉鎖式は，汚染された結露や喀痰の飛散を防止することができます（利点）。
- 閉鎖式の吸引カテーテルの交換頻度については，各メーカーの推奨を確認したうえで，施設ご

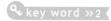 **>> 2**　VAPの診断定義：ここでいう診断定義とは，医師が使用する臨床の定義とは異なり，サーベイランスのために使用する定義を指す。

との取り決めが必要になります。

・開放式の吸引カテーテルを使用する場合は，単回使用にするよう推奨されています。

・開放式カテーテルを同時期に再度挿入する場合には，滅菌水でチューブを洗浄します。

（6）その他，呼吸器回路，ジャクソンリースなど

　これらの器材は，内腔を通過する湿気や水分などが呼吸器粘膜に接触するため，セミクリティカル器材に分類されます。リユースの器材を使用している場合は，滅菌もしくは高レベル消毒を行う必要があります。ただし，呼吸器回路もジャクソンリースも内腔があり，洗浄がしづらい構造になっているうえ，高レベル消毒剤を使用することは，副作用の問題から，現場では現実的な処理方法とはいえません。シングルユース製品を導入するか，リユースする場合は，滅菌に対応できる製品を導入するのが望ましいといえます。

（7）ヒトからヒトへの微生物の伝播防止

　VAP対策においても，医療者の手指を介したヒトからヒトへの微生物の伝搬を防止するため，標準予防策の実施を徹底します。

・手袋着用の有無にかかわらず粘膜，気道分泌物，または分泌物で汚染された物に触れた後は手指衛生を行う。

・同一患者の気道分泌物等で汚染された部位や呼吸器具にそれぞれ触れる場合には手袋を着用し，手袋を外した後にも手指衛生を行う。

　次の場合には手袋を交換し，さらに手指消毒を行います。

・1人の患者の気道分泌物，または分泌物で汚染された物を取り扱った後，他の患者や物，環境表面に触れる前。

・同一患者の分泌物等で汚染された部位，気道，呼吸器具にそれぞれ触れるとき。

4 患者の感染リスクの改善

　長期にわたる気管チューブの留置はVAP発生のリスクを高めることにつながります。できるだけ早期に人工呼吸器を離脱し気管チューブを抜去することが望まれます。しかし，再挿管を繰り返すことも，VAP発生のリスクを高めることが報告されているため，人工呼吸器からの離脱や抜管の時期を適切に判断することが非常に重要です。

（1）誤嚥予防

①気管・経鼻栄養チューブ

・経鼻挿管や経鼻栄養チューブの挿入は，副鼻腔炎を引き起こしやすく，肺炎の発生リスクが増強するといわれており，経鼻挿管より経口挿管が推奨されています。

・声門下部，カフ上部の吸引が可能な気管チューブの使用が推奨されています。

②気管チューブのカフ圧管理

　カフ圧を適切に管理し，カフ上部に貯留した気道分泌物の流入をできるだけ予防する必要があります。カフ圧は$20cmH_2O$以上に維持し，上限は$30cmH_2O$を超えないように管理します[1]。

③体位変換

・医学的に禁忌がなければ患者のベッド頭部を30〜45度挙上します。

・体位変換前には気管チューブのカフ上の気道分泌物が流れ込まないように吸引をしておきます。そして体位変換の際は気管チューブの位置が動かないよう注意します。

④経腸栄養

　経腸栄養実施中は，常にチューブの位置を確認し，腸蠕動や注入速度に注意しながら適切に管理

します。

⑤口腔ケア

　CDCガイドラインでは，心臓手術を受ける成人患者に対して周術期間中0.12％のグルコン酸クロルヘキシジンによる口腔ケアを推奨しています。しかし，心臓手術を受ける患者以外のケア方法については明確に指示されたものがなく，さらに日本ではグルコン酸クロルヘキシジンの粘膜使用は禁忌とされています。したがって，日本では標準化された口腔ケアの手順は確立していないのが現状です。

　日本集中治療医学会と日本クリティカルケア看護学会は，「人工呼吸器関連肺炎予防のための気管挿管患者の口腔ケア実践ガイド草案」を共同で策定し，両学会よりパブリックコメントの募集が行われました。しかし，2020年12月現在まだ正式なガイドとしては公開されていません。

　いずれにしても，気管挿管された患者は，唾液の分泌量が低下するため，口腔内が乾燥しやすく，口腔粘膜の傷害をきたしやすい状態です。施設ごとに口腔ケアの方法を確立し，適切なケアにより病原性のある微生物の定着を予防しなければなりません。

7 人工呼吸器関連肺炎ケアバンドル（VAP care bundle）

　VAP発生を防止できる対策は限られているため，肺炎予防に効果があると考えられる複数の対策をまとめて実施することで，VAP発生率を低減する「バンドルアプローチ」が推奨されています[9]。日本集中治療医学会が公開している「人工呼吸関連肺炎予防バンドル」[10]を**表1**に示し，それぞれの項目について下記に文献10)より一部を抜粋します。

1 手指衛生を確実に実施する

　手指衛生は，すべての医療関連感染から医療従事者および患者を守るための基本的な手段です。人の手を介した病原体の水平伝播が，VAPをはじめとする病院内感染の一要素となり得ます。確実な手洗い・手指衛生の履行により，これを回避することが可能です。

【実施方法】

　すべての医療従事者および患者家族は，以下の場合に手洗いを行います。

（1）患者診療区域に入る前，患者に接触する前。

（2）患者体液・分泌物に触れた後，患者から離れた後。

（3）患者診療区域から出た後。

（4）医療従事者は呼吸回路の接触前後にも手洗いを行う。

（5）目に見える汚れがなければ，流水と石けんの代わりに擦式アルコール手指消毒薬を使用する。

● 表1　日本集中治療医学会 ICU 機能評価委員会：人工呼吸関連肺炎予防バンドル

1．手指衛生を確実に実施する
2．人工呼吸器回路を頻回に交換しない
3．適切な鎮静・鎮痛をはかる。特に過鎮静を避ける
4．人工呼吸器からの離脱ができるかどうか，毎日評価する
5．人工呼吸中の患者を仰臥位で管理しない

日本集中治療医学会ICU機能評価委員会：人工呼吸器関連肺炎予防バンドル 2010改訂版（略：VAPバンドル）
https://www.jsicm.org/pdf/2010VAP.pdf より筆者作成

（6）目に見える汚れがある場合，流水と石けんを用いた手洗いを行う。

（7）患者ベッドサイドの利用しやすい位置に，手洗い製剤を配備する。

② 人工呼吸器回路を頻回に交換しない❶¹

人工呼吸器回路を開放させると，回路内腔を通じた下気道汚染の危険性が高まります。定期的な回路交換は，VAP発生率を高くします。

【実施方法】

（1）回路は，患者ごとに交換する。

（2）回路は，目に見える汚れや破損がある場合に交換する。

（3）定期的な回路交換を禁止するものではないが，7日未満での交換は推奨しない。

（4）回路内にたまった水滴は，発見したとき，あるいは体位変換前に無菌的な手技で除去する。

③ 適切な鎮静・鎮痛をはかる。特に過鎮静を避ける

人工呼吸中には鎮静・鎮痛薬を適切に用います。過鎮静は人工呼吸期間延長の原因となり，VAPの発生頻度が増します。

【実施方法】

（1）鎮静スケールとしてはRichmond Agitation-Sedation Scale（RASS）の使用を推奨する。

（2）RASSのスコアは−3〜0となるように投与量を調節する。

（3）カルテ（看護記録など）に，鎮静・鎮痛薬の使用状況と，鎮静評価の記載欄を設ける。評価は毎日数回行う。

（4）日中の鎮静薬中断・減量を検討し，RASSを用い鎮静レベルを評価する。必要時は，1/2量での鎮静薬投与を再開する。なお，鎮痛薬に関しては中断しない。

（5）筋弛緩薬は特別な理由があるとき以外には持続投与しない。

（6）医療チームの中で鎮静の目的と目標スコアについての協議・評価を行い，共通認識をもつ。

④ 人工呼吸器からの離脱ができるかどうか，毎日評価する

気管挿管はVAPのリスク因子です。気管挿管期間を短縮するために，①人工呼吸器からの離脱の手順（プロトコル）を定めて定期的に評価を行う，②自発呼吸トライアル（spontanenous breathing trial：SBT）を用いて1日1回離脱の可能性を検討します。

【実施方法】

（1）個々の施設に応じた人工呼吸離脱プロトコルを作成し，適用する。

（2）毎日，人工呼吸器装着患者一人ひとりについて，モーニングカンファレンスや申し送りなどでSBTが実施可能か協議・評価し，その結果を医療スタッフで共有する。

（3）開始基準を満たした場合に，SBTを実施する。その結果をカルテ（看護記録など）に記録する。

! one point ≫1 人工呼吸器回路交換：人工呼吸器回路は使用時間をもとに定期的に交換する必要はなく，目に見えて汚染していたり，機械的に作動不良になった場合にのみ交換するとされています。汚染の程度については，主観的な判断に任せることがないように，施設ごとに基準を決めておくことが望まれます。

5 人工呼吸中の患者を仰臥位で管理しない

　仰臥位で患者を管理すると，胃内容物が口腔咽頭に逆流し，VAPの発症率が増加します。ベッドの頭位を上げる体位は，仰臥位と比較してVAP発生率を低下させます。

【実施方法】

　禁忌でない限り，頭位を上げる。30度を1つの目安とする。医療スタッフがベッドの頭位を定期的に観察する。

　（1）担当看護師は決められた時間に頭位挙上状況をカルテ（看護記録など）に記録する。

　（2）定期的に頭位挙上実施状況を医療従事者全員で協議・評価し，共有する。

　（3）経管栄養剤の注入中は確実に実施する。

　　　・経胃栄養の場合，胃の残渣量が増えないような栄養剤投与計画を考慮する。

　　　・胃の残渣が多い場合や逆流の危険性が高い場合，経十二指腸あるいは経小腸栄養を行う。

引用文献

1）American Thoracic Society；Infectious Diseases Society of America：Guidelines for the management of adults with hospital-acquired, ventilator-associated, and healthcare associated pneumonia. Am J Respir Crit Care Med, 171：388-416, 2005.

2）Suka M, Yoshida K, Takezawa J：Epidemiological approach to nosocomial infection surveillance data：The Japanese Nosocomial Infection Surveillance System. Environ Health Prev Med, 13：30-35, 2008.

3）JAID/JSC感染症治療ガイドライン—呼吸器感染症. 日化療会誌, 62：16-19, 2014.
http://www.chemotherapy.or.jp/guideline/jaidjsc-kansenshochiryo_kokyuki.pdf（accessed 2020-05-01）

4）厚生労働省院内感染対策サーベイランス事業：2018年　年報集中治療室部門.
https://janis.mhlw.go.jp/report/open_report/2018/3/3/ICU_Open_Report_201800.pdf（accessed 2020-05-01）

5）一般社団法人日本環境感染学会JHAIS委員会医療器具関連感染サーベイランス部門データサマリー
http://www.kankyokansen.org/uploads/uploads/files/jsipc/jhais_device－CLABSI_CAUTI_VAP％202018.12.pdf（accessed 2020-05-01）

6）Tablan OC, Anderson LJ, Besser R, et al；CDC；Healthcare Infection Control Practices Advisory Committee：Guidelines for Preventing Health-Care-Associated Pneumonia, 2003：Recommendations of CDC and the Healthcare Infection Control Practices Advisory Committee. MMWR Recomm Rep, 53：1-36, 2002.

7）洪愛子・編：院内感染予防必携ハンドブック. 第2版, pp149-150, 中央法規出版, 2017.

8）SHEA/IDSA：Strategies to prevent ventilator-associated pneumonia in acute care hospitals.Infect Control Hosp Epidemiol,29（Suppl 1）：S31-S40, 2008.

9）志馬伸朗：VAP予防の基本とVAPバンドル. 呼吸器ケア, 12：12-19, 2014.

10）日本集中治療医学会ICU機能評価委員会：人工呼吸関連肺炎予防バンドル2010改訂版（略：VAPバンドル）
https://www.jsicm.org/pdf/2010VAP.pdf（accessed 2020-05-01）

手術患者の感染予防ケア

　手術部位感染（surgical site infection：SSI）とは，手術後に発生する切開部または手術操作を加えた臓器と体腔に生じる感染です[1]。SSIは，感染の及んだ深さによって，表層切開創SSI，深部切開創SSI，臓器／体腔SSIに分類され（図1），表層切開創SSIと深部切開創SSIは創感染，臓器／体腔SSIは腹腔内感染と呼ばれます。近年，高齢者や併存疾患のあるハイリスク患者に対する手術や，複雑で高度な手術手技の開発，薬剤耐性菌の問題により，SSIのリスクは高まっています。

> Check Point <

- ○ SSIの原因となる細菌の種類を理解しましょう。
- ○ SSI発生のリスク因子を理解しましょう。
- ○ エビデンスのあるSSI対策にはどのようなものがあるか理解しましょう。
- ○ 国内外にSSI予防のガイドラインが複数あり，推奨されている対策やレベルに差があることを理解し，自施設や患者の状況によって導入の是非を検討しましょう。

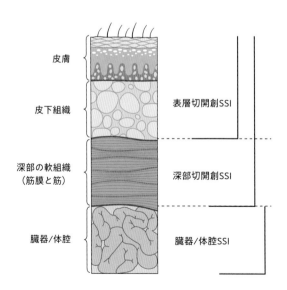

Mangram A, Horan TC, Pearson ML, et al：Guideline for Prevention of Surgical Site Infection, 1999. Centers for Disease Control and Prevention（CDC）Hospital Infection Control Practices Advisory Committee. Am J Infect Control, 27：97-132, 1999. を筆者訳

◎ 図1　手術部位感染の分類

❶ 手術部位感染（surgical site infection：SSI）

1 SSIの原因菌

　SSIの起因菌は，創感染と腹腔内感染でその種類が多少異なります。厚生労働省院内感染対策サーベイランス（JANIS）のデータ[2]では，表層切開創と深部切開創のSSIでは，*Enterococcus faecalis*が1,122件（20.5％），黄色ブドウ球菌が844件（15.4％），緑膿菌が760件（13.9％）でした。一方，臓器／体腔感染SSIでは，*Enterococcus faecalis*が947件（24.3％），大腸菌が641件（16.5％），*Enterobacter cloacae*が509件（13.1％）でした。

　起因菌となるのは，手術中に混入する可能性の高い細菌です。まず，それらの細菌による汚染の防止が重要です。そして，後述する予防的に投与する抗菌薬の選択においては，SSIの起因菌として想定される細菌をターゲットとします（**表1**）。

● 表1　手術別の術中汚染菌と予防抗菌薬の選択

皮膚常在菌*のみを予防抗菌薬のターゲットとする手術			
領域	臓器	ターゲットとする微生物	主な予防抗菌薬
心血管外科	心臓，血管	黄色ブドウ球菌 連鎖球菌	CEZ，SBT/ABPCなど
一般外科	乳腺，ヘルニア（鼠径など），脾		
整形外科	骨，関節，筋		
脳神経外科	脳，神経		
眼科	眼，眼付属器（涙道を除く）		
皮膚常在菌に加え，臓器特有の常在菌*を予防抗菌薬のターゲットとする手術			
消化器外科 泌尿器科	上部消化管（食道，胃，空腸）	大腸菌，肺炎桿菌	CEZなど
	下部消化管（回腸，結腸，直腸，肛門）	*Bacteroides fragilis*グループ，腸内細菌科細菌	CMZ，FMOX， CEZ＋MNZなど
耳鼻咽喉科 口腔外科	口腔，咽頭，喉頭	口腔内嫌気性菌，連鎖球菌	SBT/ABPC， CMZ，FMOXなど
耳鼻咽喉科	耳，鼻	黄色ブドウ球菌，連鎖球菌	CEZなど
婦人科	腟・子宮	*Bacteroides fragilis*グループ，腸内細菌科細菌	CMZ，FMOX， CEZ＋MNZなど
眼科	涙道	黄色ブドウ球菌，連鎖球菌	CEZなど
臓器に常在菌は存在しないが，隣接する消化管（口腔・咽頭，十二指腸，小腸，大腸）の常在菌を予防抗菌薬のターゲットとする手術**			
泌尿器科	尿道，膀胱，尿管，腎，前立腺	腸内細菌科細菌	CEZ，CTM， SBT/ABPC， アミノグリコシド系薬など
消化器外科	肝，胆嚢，胆管，膵	腸内細菌科細菌	CEZ，CTMなど
胸部外科	肺，気管	口腔内嫌気性菌，連鎖球菌	SBT/ABPCなど

*皮膚ではコアグラーゼ陰性ブドウ球菌，下部消化管では腸球菌が主な常在菌の1つであるが，予防抗菌薬によるカバーは行わない
**①隣接消化管常在菌による術前からの尿路（尿），前立腺，胆道（胆汁）への定着の可能性や，②当該手術の術中操作において隣接消化管常在菌が術中汚染菌となる可能性

日本化学療法学会／日本外科感染症学会　術後感染予防抗菌薬適正使用に関するガイドライン作成委員会・編：
術後感染予防抗菌薬適正使用のための実践ガイドライン，p10
http://www.chemotherapy.or.jp/guideline/jyutsugo_shiyou_jissen.pdf，http://www.gekakansen.jp/file/antimicrobial-guideline.pdf
より改変

② SSIの発生頻度

2018年のJANISデータの集計では，SSIの発生頻度は全体で5.1％（15,566/305,960件）でした。そのうち，創感染は3.2％で，内訳は表層切開創感染が2.6％，深部切開創感染が0.6％です。臓器／体腔感染は2.4％に発生しています[2]。SSIの発生割合が多いのは，消化器外科手術（8.4％），心臓血管外科手術（2.1％），整形外科手術（1.0％）です。

2 ケアバンドル（care bundle）

ケアバンドルとは，ランダム化比較試験（randomized controlled trial：RCT）などの質の高い研究で有効性が示されている予防策を，3〜5程度ピックアップし，それらをまとめて行い，対策を単独で行うよりもSSI予防の有効性を高めようというものです。複数の対策を束ねて（bundle）行うことから，ケアバンドルと呼ばれます。ケアバンドルの項目は，チェックリストなどを用いて確実に行うようにします。

① 抗菌薬の適正使用（予防抗菌薬投与）

予防抗菌薬（surgical antibiotic prophylaxis：SAP）は，術式によって想定される起因菌をカバーする抗菌薬を選択することが必要です。大腸手術のように，SSIの発生率が高い術式では，SAPの有効性が明らかになっていますが，SSIの発生率が低い術式では，SAPの有効性に関するエビデンスは明らかになっていません。

SAPは，皮膚が切開され，手術部位が汚染される前に，十分な血中濃度を維持することでSSIを予防しようというものですが，その投与タイミングについては，エビデンスが十分とはいえず[3]，ガイドラインによって推奨が異なっています。例えば，世界保健機関（World Health Organization：WHO）のガイドラインでは，「切開前の120分以内での投与開始」を推奨していますが[4]，日本化学療法学会／日本外科感染症学会のガイドラインでは「切開前の60分以内での投与開始」を推奨しており[5]，その差は2倍もあります。この日本のガイドラインでは，120分よりも短い時間のなかで，最も有効なタイミングを明らかにするエビデンスが乏しいということを踏まえ，執刀時の血中濃度を考慮して60分以内としたと解説されています。実際の臨床では，使用する抗菌薬の半減期も考慮し，適切なタイミングを決めて投与することが必要です。

また，長時間手術の場合には術中の追加投与が必要です[5]。一般的に，SAPに用いた抗菌薬の半減期の2倍の間隔で追加投与を行います。例えば，セファゾリンでは追加投与のタイミングは3〜4時間後になります。初回追加投与のタイミングは，術前の抗菌薬投与終了時点からの経過時間で計算します。

② 適切な除毛[1]

手術時の除毛に剃刀を用いると，皮膚に生じた微細な傷が細菌の増殖を招き，SSIのリスクを高めます。したがって，除毛は執刀の邪魔になるような場合に限り，最小限の範囲を行います。除毛を行う場合は，剃刀ではなく皮膚損傷の起こりにくい電気クリッパー●[1]を使用します[4]（**写真1**）。

③ 手術後の血糖コントロール

周術期の高血糖は，SSIをはじめとする周術期の合併症に関与します。目標とする血糖値●[2]は，ガイドラインによって異なっており，日本手術医学会のガイドラインでは180〜200mg/dl以下に

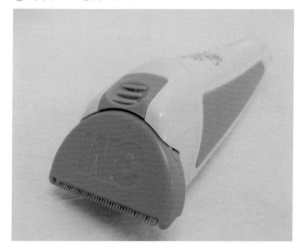

● 写真1　電気クリッパー

コントロールすることが推奨されています[7]。

4 手術開始後の正常体温の維持

低体温は，血管の収縮による創傷への酸素供給量の低下や，白血球の貪食能の低下を招くことから，SSIのリスクであることが指摘されています。そのため，手術中の低体温を予防するために，温風加温装置などを用いて深部体温を36℃以上に維持するように努めます[4]。

3 術前要因―患者要因

1 喫煙

喫煙とSSIの関係は，コラーゲンの生成低下や，血管収縮による酸素供給量の低下による創治癒遅延が示唆されています。喫煙者は，非喫煙者に比べてSSIの発生が有意に高いばかりでなく[9]，気道分泌物の増加や気道の線毛運動の抑制により，周術期合併症のリスクを高めます。喫煙者における禁煙の影響については，SSI発生のリスクが低減される傾向にはあるものの，その効果は明らかになっていません（**表2**）[10]。禁煙は，SSI予防に対する単独の効果というよりも，呼吸器合併症をはじめとする周術期の全身状態への悪影響に対する予防策です。したがって，より長期の術前禁煙が望ましいと考えられます。

！ one point ≫1 　電気クリッパーによる除毛の時期は，できるだけ手術当日あるいは直前がよいといわれてきましたが，手術前日と手術当日の除毛ではSSI発生率に有意な差がないことが報告されています[6]。米国疾病予防管理センター（Centers for Disease Control and Prevention：CDC）は手術当日の除毛を推奨していますが，WHOとAPSIC（Asia Pacific Society of infection Control）は除毛の時期について勧告していません。

！ one point ≫2 　血糖値は，術式や糖尿病の有無によってSSIのリスクが変化します。そのため，ガイドラインによって推奨する目標値が異なっています。米国外科学会のガイドラインでは110〜150mg/dl，心臓外科手術では180mg/dl未満[8]，WHOは110〜150mg/dlまたは150mg/dl以下[4]，CDCは糖尿病合併の有無にかかわらず200mg/dl未満を推奨しています[3]。

合併症	禁煙または節煙* n＝56	対照 n＝52	P値
呼吸器系	1（2％）	1（2％）	0.97
心血管系	0	5（10％）	0.08
創傷関連	3（5％）	16（31％）	0.001
再手術	2（4％）	8（15％）	0.07
禁煙達成者	36	4	
節煙達成者	14	0	

＊最低50％の喫煙削減

Møller AM, Villebro N, Pedersen T, et al：Effect of preoperative smoking intervention on postoperative complications：a randomised clinical trial. Lancet, 359：114-117, 2002. を参考に筆者作成

　周術期禁煙ガイドラインでは，禁煙後2〜3日で酸素需給が改善し，術前4週間以上で呼吸器合併症の頻度が低下することから，術前4週間以上前からの禁煙を推奨しています[11]。また，非燃焼・加熱式タバコや電子タバコは，SSIを含む健康への影響に関するエビデンスはありませんが，従来型の燃焼式タバコと同程度のニコチンや揮発性化合物（アクロレイン，ホルムアルデヒド），約3倍のアセナフテン（多芳香環炭化水素物）等の有害物質が含まれていることが報告されています[12]。したがって，燃焼式タバコと同様に，術前の禁煙指導が必要です。

2 遠隔感染症の有無

　術前に手術部位以外に存在している感染症を遠隔感染症といい，尿路感染，う歯，褥瘡などの皮膚炎が代表的な感染症です。可能な限り，これらの遠隔感染症は術前に治療しておくことが必要です。また，感染症を発症していなくても，鼻腔の黄色ブドウ球菌の保菌者では，人工関節手術や心臓・胸部手術においてSSI発生のリスクであることが指摘されており[4]，これらの手術を受ける保菌者には，術前の除菌●3が推奨されています[4)13]。

4 術前要因—手術およびケア要因

1 皮膚の準備

　術前の入浴（シャワー浴）は，少なくとも手術前に行います[3)4)13]。普通石けんと抗菌石けんとの比較では，SSI予防効果について有意差はなく，グルコン酸クロルヘキシジンを用いた消毒薬によるシャワー浴でもSSI予防に効果があるというエビデンスはありません。

5 術中要因—手術環境に関する要因

1 手術環境の清浄度（換気）

　手術室は，「病院空調設備設ガイドライン（HEAS-02-2013）」の清浄度クラス分類において，バイオクリーン手術室が高度清潔区域，一般手術室が清潔区域とされており，いずれも空調を陽圧に維

> **! one point ≫3**　MRSAに対する予防的除菌のプロトコールは，2％鼻腔内ムピロシンを1日2回，5日間使用し，手術の1，3，5日前にグルコン酸クロルヘキシジンを用いた入浴を行います[13]。

持することが必要です[14]（**表3**）。手術室内の空気の清浄度を維持するためには，不必要に出入りせず，ドアは常に閉めておくことが必要です[7]。また，手術室内の人数が多くなるほど，空気中の微生物のレベルが上昇するため[15]，手術中に室内に入るスタッフの人数は最小限とします。

● 表3　清浄度クラスと換気条件（代表例）

清浄度クラス	名称	該当室	摘要	室内圧
I	高度清潔区域	バイオクリーン手術室 易感染患者用病室[1]	層流方式による高度な清浄度が要求される区域	陽圧
II	清潔区域	一般手術室	必ずしも層流方式でなくてもよいが，Iに次いで高度な清浄度が要求される区域	陽圧
III	準清潔区域	未熟児室 膀胱鏡・血管造影室 手術手洗いコーナー NICU・ICU・CCU 分娩室	IIよりもやや清浄度を下げてもよいが，一般区域よりも高度な清浄度が要求される区域	陽圧
IV	一般清潔区域	一般病室 新生児室 人工透析室 診察室 救急外来(処置・診察) 待合室 X線撮影室 内視鏡室(消化器) 理学療法室 一般検査室 材料部 手術部周辺区域(回復室) 調剤室・製剤室	原則として開創状態でない患者が在室する一般的な区域	等圧 (新生児室は陽圧)
V	汚染管理区域	RI管理区域諸室[2] 細菌検査室・病理検査室[2] 隔離診察室[2,3]・感染症用隔離病室[2] 内視鏡室(気管支)[2] 解剖室[2]	有害物質を扱ったり，感染性物質が発生する室で，室外への漏出防止のため，陰圧を維持する区域	陰圧[3]
V	拡散防止区域	患者用便所 使用済みリネン室 汚物処理室 霊安室	不快な臭気や粉塵などが発生する室で，室外への拡散を防止するための除圧を維持する区域	陰圧

1 造血幹細胞移植患者用病室など
2 排気には汚染物質を有効に処理可能な，廃棄処理装置を考慮すること
3 隔離診察室は，空気感染防止の場合，陰圧にする

Asia Pacific Society Infection Control：手術部位感染予防のためのAPSICガイドライン．2018．
https://apsic-apac.org/wp-content/uploads/2019/02/APSIC-SSI-Prevention-guideline-Jan-2019_JA.pdfより一部抜粋

② 環境表面の清浄化と消毒

手術室の環境は，清潔に維持することが必要です。手術室の清掃には，始業時清掃，手術間清掃，終業時清掃，週末，月末清掃，定期的特殊清掃，感染症手術終了時の清掃に区分され，適切かつ計画的に実施します（**表4**）[7]。

③ 手術器材の滅菌

手術に用いる器材には，単回使用医療器材（single use devices：SUD）と繰り返し使用できる再使用器材があります。SUDは，1回のみの使用を目的とした器材なので，原則として滅菌して再使用することはできません。

再使用器材は，使用後は速やかに洗浄します。汚染器材が乾燥すると，洗浄効果が減弱するため，中央材料室への返却までに時間がかかるような場合は，血液凝固防止剤を含有した予備洗浄スプレーを散布しておくとよいでしょう。

洗浄の方法には，機械洗浄と用手洗浄があります。用手洗浄は，作業者の職業的曝露のリスクや手技の個人差の問題が生じるため，可能な限りウォッシャーディスインフェクターや超音波洗浄装置を用いた機械洗浄を行います。

滅菌には，加熱滅菌（高圧蒸気滅菌，乾熱滅菌），ガス滅菌（酸化エチレンガス滅菌），照射滅菌（放射線滅菌，電子線滅菌），化学滅菌剤（過酸化水素低温ガスプラズマ，過酸化水素ガスなど）の方法があり，器材に合った方法を選択します。手術室では，多くの滅菌器材を扱いますが，使用前に必ず包装に破損や水濡れがないことや，インジケーターで滅菌工程が確認されているかを確認します。

● 表4　手術室の清掃

清掃の種類	方法・留意点
始業時	手術開始前に点検を行い，手術台と周辺床面がきれいに清掃されているかどうかを確認する。機器やモニター周辺の汚染の有無を確認する。手術照明（無影燈）の清拭の状況，空調機能（温度・湿度，ダンパー）の確認を行う。汚れた部分を発見した場合には，除菌ペーパーなどで拭く
手術間	廃棄物を速やかに収集し，搬出する。手術台はエタノールで清拭し，床面は，高性能モップで手術台から90〜120cmのエリアを清拭する。床の清拭は，除菌洗浄剤を使用した高性能モップで清掃・清拭を行う 血液で汚染された場所は，ただちに汚染された部分のみを安全な方法で拭き取り，水，洗剤や必要に応じて局部的に次亜塩素酸ナトリウムや加速化過酸化水素水などで消毒する
終業時	手術台や機器類，無影燈，コード類の清拭を丁寧に行う。床面は除塵し，清拭を行い，必要に応じて局部的に消毒を行う
週末・月末	壁面，保温庫・冷凍冷蔵庫の内外，シャーカステン，ホワイトボード，自動ドア面，棚などの清拭を行う。画像モニターに付着した塵埃や，パソコンのキーボードやマウスの汚染にも注意する。床は除菌洗浄剤で清拭する
定期特殊	年に2回程度，専門業者による手術室全体の高度な環境清掃を行う

日本手術医学会：手術医療の実践ガイドライン（改訂版）．2013.
http://jaom.kenkyuukai.jp/images/sys/information/20161124113729-A8B7EAA930D912551E09EF56851F66DCB1D13D661B15773560
320F3F2FED663C.pdfを参考に筆者作成

4 手術時の服装

手術着とSSIの関連を示すエビデンスはありませんが，手術中，または滅菌器材が展開されている状況で手術室に入室する場合は，サージカルマスクを着用します[13]。頭髪の落下防止のために，帽子をかぶり，毛髪を完全にカバーします。靴カバーやゴーグルは，SSI予防のためというよりも血液などの曝露予防として着用します。

手術用ガウンは，耐水性があるものを使用します。ガウンの素材としてリネンのガウンは，リントがSSIの発生源となり得るため使用しないことが推奨されています[13]。手術室の外に出るときに，慣習的に手術着の上にガウンなどを羽織ることがありますが，その有効性についてエビデンスはありません。

6 術中要因─手術手技上の要因

1 手術時手洗い

手術時手洗いは，滅菌ガウンと手袋を着用する前に行います[13]。手術時手洗いは，手指や前腕の皮膚の細菌数を減らすことを目的とし，4％クロルヘキシジングルコン酸塩または7.5％ポビドンヨードを含有したスクラブ剤による手洗いか，擦式アルコール手指消毒薬を用いた手指消毒を行います[4][13]。擦式アルコール手指消毒薬を使用する場合は，60〜80％のアルコールを含有したものが望ましく，WHOは，手術時手洗いに使用する擦式アルコール手指消毒薬は，効果が証明されたもの（EN 12791基準およびASTM E-1115基準に準拠）を用いることを推奨しています[4][16]。

2005年2月1日，医療法施行規則の一部改正により，手術時手洗いの水は「滅菌水」から「適切に管理された水道水」でよいとされました。ただし，これは滅菌水による手洗いを妨げるものではなく，既存の設備として滅菌水装置を備えている手術室では，滅菌水を用いた手術時手洗いが行われていると考えられます。

2 手術室での患者の皮膚消毒

皮膚表面の細菌数を減少させ，SSIを防止するために行われるのが手術野の皮膚消毒です。皮膚消毒に使用できる代表的な生体消毒薬は，アルコール製剤，ポビドンヨード製剤，クロルヘキシジン製剤です。

アルコール製剤は，即効性があるうえに殺菌効果を有しますが，持続的な抗菌効果はありません。また，可燃性なので，完全に乾燥しないうちに電気メスを使用すると引火の危険性があります。従来，よく使用されているポビドンヨード製剤は，消毒範囲がわかりやすく，長時間の静菌作用をもっていますが，接触時間が約2分間と比較的長く，血液などの有機物によって容易に不活性化されるという特徴があります。クロルヘキシジン製剤は，持続的な殺菌効果があり，血液などによって不活性化されにくいという特徴があります。

手術野の皮膚消毒は，皮膚に血液やその他の目に見える汚れがあった場合は清拭し，消毒の前に可能な限り清浄化しておきます。消毒は，皮膚切開部から渦巻き状に，中心部から外側に向けて，できるだけ広範囲に塗布します[7]。それぞれの消毒薬に応じて，十分な効果を示すまで接触時間を確保します。接触時間をとらずに，消毒薬を拭き取ると，殺菌効果がなくなるのでやめましょう。

③ 無菌操作●1 3)

　無菌野を確立し，それを維持することは患者の術後の転帰に影響を及ぼします。創の汚染を最小限に抑え，SSIのリスクを低減するために，手術に関与するすべての医療従事者が，厳密な無菌操作を行うことが必要です。手術中は，清潔区域と不潔区域を明確にし，交差したり接触したりしないように注意します。また，滅菌器材の展開は，使用する直前に行います。予期しない手術の遅延や，準備してもすぐに使用しない場合，米国周術期看護師協会（Association of periOperative Registered Nurses：AORN）は，展開した滅菌器材に覆布をかけることを推奨しています[17]。この覆布がSSIの低減に寄与するかは明らかになっていませんが，展開した滅菌器材が，時間の経過とともに落下菌により汚染することが報告されています[18]。

④ 手術手技

　優れた手術手技は，SSIのリスクを低下させます。優れた手術手技とは，確実で効果的な止血，低体温防止，組織の丁寧な扱い，管腔臓器への不必要な侵入の防止，壊死組織の除去，ドレーンや縫合糸の適切な使用，死腔をなくす，適切な術後の創管理などです[19]。

⑤ 手術野の汚染予防

　消化器系手術では，腸内細菌による術野や創縁の汚染がSSIの原因として指摘されています[7]。感染の原因となる細菌は，術中または補綴物やインプラントの挿入時に創内に侵入すると考えられています[13]。手術にかかわるスタッフは，汚染された器材の扱いや手袋の交換を適切に行い，手術野を汚染させないようにすることが必要です。

　腹腔内洗浄は，止血のみならず細菌数の減少を目的として行われます。また，創部の皮下洗浄も同様の目的で行われますが，適切な洗浄方法や洗浄水の量は明らかになっていません。消毒薬による創部の消毒は，好中球やケラチノサイトに有害で，創傷の治癒遅延を招くため推奨されません[7]。

　粘着性切開用ドレープは，消毒後の皮膚常在菌の再増殖による術野の汚染を物理的に予防するために用いられるポリエステルフィルムドレッシング材です。ドレープには，ヨウ素を含有した製品と非含有製品があり，ヨウ素を含まない粘着性切開用ドレープはSSIのリスクとなることが示唆されていることから，使用しないことが推奨されています[7]。

　創縁プロテクターは，粘着性切開用ドレープが剝がれやすい切開創の被覆を目的として使用されるようになりました。創縁にかかる非粘着性のウンドシースをリング（一重または二重）に取り付け，創縁の汚染を低減します。複数のガイドラインで，消化器系手術においてSSI予防のために使用が推奨されています（**図2**）[4) 20)]。

🔍 evidence ≫1 無菌操作：器械台のカバーの有無について，微生物汚染を調べた研究では，時間経過に伴って器械台が汚染すると報告している。この結果は，SSIの発生との関連を明らかにしていないが，不使用の時間に覆布でカバーすることで，細菌汚染を減らすことができ，理論的にSSIのリスクを減らすことができるとしている[18]。

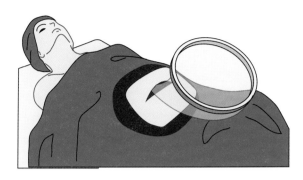
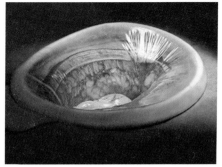

写真提供：Alexis®O ウンド リトラクター

● 図2　創縁プロテクター

6 手術用手袋

　手術用手袋は，滅菌されたものを使用します。着用時に手袋を汚染したり，脱ぐときに血液など
で手指を汚染したりしないように，正しい手技を習得することが必要です。

　手術用手袋を二重にするか否かについては，SSIの低減に寄与するエビデンスが十分ではないこ
とから，ガイドラインによって推奨の程度が異なっています。

　WHOは，二重手袋や手袋交換に関する推奨は言及できないとしていますが[4]，米国病院疫学学
会／米国感染症学会(Infectious Diseases Society of America and Society for Healthcare
Epidemiology of America：SHEA/IDSA)は，二重手袋の着用と閉創前の手袋交換を推奨してい
ます[20]。日本手術医学会は，二重手袋を推奨しており[7]，日本外科感染症学会は，二重手袋による
SSI予防効果については明らかではないとしながらも，手袋破損が二重手袋の内側で有意に少ない
ことから，安全性の観点から推奨しています。また，術中の手袋交換については言及できないとし
ています[9]。したがって，手術用手袋は二重にすることが望ましいと考えられますが，交換の頻度
やタイミングについてはエビデンスが不十分であることから，各ガイドラインやエビデンスを比較
し，導入の是非を検討することが必要です。

7 縫合糸

　表層切開創SSIの予防策として，抗菌縫合糸は，ステープルと比較すると創部離開の頻度が低い
ことが報告されています[21]。縫合糸は，トリクロサンなどを用いた抗菌縫合糸の使用が推奨されて
いますが[3,4,9]，手術の種類や有害事象の検証など，研究の質にばらつきがあることから，SSI予防
目的として，すべての手術に対して全面的に使用することは推奨されていません[13,20,21]。

8 ドレーン

　ドレーンは，体腔と外界の交通路となり得ることから，ルーチン使用は避け，必要な場合は閉鎖
式ドレーンを使用します[7]。ドレーンは可能な限り早期に抜去することが推奨されますが[7]，望ま
しい抜去の時期については明らかにされていません。ドレーンの留置の是非は，症例に応じて判断
することが必要です[9]。

7 術後要因—術後の創処置

　縫合した創部は，術後24 〜 48時間は滅菌被覆材で保護します[1,7]。消毒薬には選択毒性がなく，

むしろ創治癒遅延を招くため，基本的に創部を消毒する必要はありません[7]。術後48時間が経過すると，皮膚は一次癒合し，外界との交通が遮断されるので，シャワー浴が可能になります[7]。

術後の創傷保護には，ガーゼのほかに，ハイドロコロイドドレッシングや銀含有保護材など，さまざまな被覆材を使用することができます。被覆材の種類とSSI発生率の低減に明確なエビデンスはなく，各ガイドラインでも，何らかの被覆材の使用は必要としていますが，特別な被覆材の使用については言及していません[9)13)16)21)]。したがって，個々の患者の状態に応じて選択することが必要です。

近年，陰圧閉鎖療法（negative pressure wound therapy：NWPT）によるSSI予防効果が報告されていますが，まだ十分なエビデンスがあるとはいえません。患者の状態と創傷の深さ，滲出液，QOLやコストなどを総合的に考えて，選択することが必要です。

国内外のSSI予防のガイドライン

SSI予防のためのガイドラインは，国内外で複数公開されています。かつてガイドラインの代表といえばCDCのガイドラインであり，1999年に公開されてから，長い間唯一無二のガイドラインとされてきました。

しかし近年では，さまざまな機関がガイドラインを公開するようになりました。代表的なガイドラインは，WHOが2016年に公開したガイドラインです。CDCは2017年にガイドラインを改訂しましたが，この2つのガイドラインは，共にGRADEというシステムを用いて，研究論文のエビデンスレベルを分類し，推奨のレベルを決定しています。そのため，実臨床で広く行われている対策であっても，推奨度が低かったり，未解決問題（推奨できるか不明）とされていたりするため解釈には注意が必要です。英国国立医療技術評価機構（National Institute for Health and Care Excellence：NICE）のガイドラインもGRADEシステムで作成されており，2019年にアップデートしています。

国内の代表的なガイドラインは，日本化学療法学会／日本外科感染症学会が公開した抗菌薬適正使用に特化したガイドラインです。術式ごとに抗菌薬の種類と投与期間を推奨していることと，日本の実臨床を考慮した推奨に設定されているのが特徴です。また，日本手術医学会は2019年に周術期のガイドライン，日本整形外科学会は2015年に骨・関節術に特化したガイドライン，日本外科感染症学会は2018年に消化器外科に特化したガイドラインを公開しています。2018年6月にアジア太平洋感染制御学会（Asia Pacific Society Infection Control：APSIC）が公開したガイドラインは国際的なガイドラインですが，日本からも委員が作成に参画し，日本語版も公開されています。

新しい知見が得られると，追補版がウェブサイト上で公開されるようになり，近年はさまざまなガイドラインを入手することができます。一方で，ガイドラインによって推奨度が異なるなど，読み解く際には多少混乱するかもしれません。ガイドラインの活用にあたっては，改訂された推奨を支える最新のエビデンスをひもとき，対策の根拠を理解することが大切です。

1）Mangram A, Horan TC, Pearson ML, et al：Guideline for Prevention of Surgical Site Infection, 1999. Centers for Disease Control and Prevention（CDC）Hospital Infection Control Practices Advisory Committee. Am J Infect Control, 27：97-132, 1999.

2）厚生労働省院内感染対策サーベイランス事業：SSI部門　JANIS（一般向け）期報・年報. 2018年年報.
https://janis.mhlw.go.jp/report/ssi.html（accessed 2020-05-24）

3）Berríos-Torres SI, Umscheid CA, Bratzler DW, et al：Centers for Disease Control and Prevention Guideline for the Prevention of Surgical Site Infection, 2017. JAMA Surg, 152：784-791：2017.

4）World Health Organization：Global guidelines for the prevention of surgical site infection. 2016.
https://apps.who.int/iris/bitstream/handle/10665/250680/9789241549882-eng.pdf?sequence=8
（accessed 2020-05-24）

5）日本化学療法学会／日本外科感染症学会 術後感染予防抗菌薬適正使用に関するガイドライン作成委員会・編：術後感染予防抗菌薬適正使用のための実践ガイドライン.
http://www.chemotherapy.or.jp/guideline/jyutsugo_shiyou_jissen.pdf（accessed 2020-05-24）

6）Tanner J, Norrie P, Melen K：Preoperative hair removal to reduce surgical site infection. Cochrane Database Syst Rev, 9：CD004122, 2011.

7）日本手術医学会：手術医療の実践ガイドライン改訂版. 2013.
http://jaom.kenkyuukai.jp/images/sys/information/20161124113729-A8B7EAA930D912551E09EF56851F66DCB1D13D661B15773560320F3F2FED663C.pdf（accessed 2020-05-24）

8）Ban KA, Minei JP, Laronga C, et al：American College of Surgeons and Surgical Infection Society：Surgical Site Infection Guidelines, 2016 Update. J Am Coll Surg, 224：59-74, 2017.

9）日本外科感染症学会・編：消化器外科SSI予防のための周術期管理ガイドライン2018. pp53-56, 診断と治療社, 2018.

10）Møller AM, Villebro N, Pedersen T, et al：Effect of preoperative smoking intervention on postoperative complications：A randomised clinical trial. Lancet, 359：114-117, 2002.

11）日本麻酔科学会：周術期禁煙ガイドライン. 2015.
https://anesth.or.jp/files/pdf/20150409-1guidelin.pdf（accessed 2020-05-24）

12）日本麻酔科学会：周術期禁煙ガイドライン追補版.
https://anesth.or.jp/files/pdf/20180403-guideline.pdf（accessed 2020-05-24）

13）Asia Pacific Society Infection Control：手術部位感染予防のためのAPSICガイドライン. 2018.
https://apsic-apac.org/wp-content/uploads/2019/02/APSIC-SSI-Prevention-guideline-Jan-2019_JA.pdf
（accessed 2020-05-24）

14）日本医療福祉設備協会：病院設備設計ガイドライン（空調設備編）HEAS-02-2013. p20, 日本医療福祉設備協会, 2013.

15）Ayliffe GA：Role of the Environment of the Operating Suite in Surgical Wound Infection. Rev Infect Dis, 13（Suppl10）：S800-S804, 1991.

16）World Health Organization：WHO guidelines on hand hygiene in health care. 2009.
http://apps.who.int/iris/bitstream/10665/44102/1/9789241597906_eng.pdf（accessed 2020-05-24）

17）Association of perioperative Registered Nurses：Guidelines for perioperative practice. 75-104, Denver（CO）：AORN, 2017.

18）Markel TA, Gormley T, Greeley D, et al：Covering the instrument table decreases bacterial bioburden：An evaluation of environmental quality indicators. Am J Infect Control, 46：1127-1133, 2018.

19）小林寛伊, 吉倉廣, 荒川宜親, 他：エビデンスに基づいた感染制御（第2集／実践編）. pp82-83, メヂカルフレンド, 2003.

20）Anderson DJ, Podgorny K, Berríos-Torres SI,et al：Strategies to prevent surgical site infections in acute care hospitals：2014 update.Infect Control Hosp Epidemiol, 35：605-627：2014.

21）National Institute for Health and Care Excellence（NICE）：Surgical site infections：Prevention and treatment. 2019.
https://www.nice.org.uk/guidance/ng125/resources/surgical-site-infections-prevention-and-treatment-pdf-66141660564421（accessed 2020-05-24）

地域医療施設の感染予防ケア

近年の超高齢社会の到来により，高齢者の地域医療施設数は年々増加しています。多くの高齢者が住み慣れた地域で暮らし続けられるよう，施設の役割は大きくなっています。また，施設利用者が，病院，地域医療施設（入所・通所），自宅を行き来する機会も増え，施設間でのシームレスな感染対策が求められるようになりました。

> Check Point ‹
▼

◎ 地域医療施設における感染対策の考え方を理解しましょう。
◎ 日常的な看護・介護ケア場面での感染対策の実際を理解しましょう。
◎ 施設内で発生する代表的な感染症への対策を理解しましょう。
◎ 施設利用者の利用時(入所時)の観察事項を理解しましょう。

1 地域医療施設における感染対策の考え方

地域医療施設の種類は様々ですが，多くの人が集団で生活する場においては，時折り感染症の流行が起こります。高齢者の身体的特徴（**表1**）のように，感染症にかかりやすい状態であるにもかかわらず典型的な症状を呈しないことがあり，診断や治療の開始が遅れることがあります。さらに，感染症によって，基礎疾患の増悪や合併症が発生し，重症化や生命の危機に迫られることもあります。

また，地域医療施設では，一部の疾患(p145のColumn参照)を除いて積極的な医療行為は実施されないため，重篤な状態になった場合は医療機関への入院が必要となる場合もあります。高齢者にとって生活環境の変化は，身体的だけでなく精神的にも大きな負担となるため，できるだけ避けなければなりません。

地域医療施設に入所中の高齢者が安全で快適な療養生活を過ごすための援助として，感染症の徴候の早期発見に努めるとともに，平時からの標準予防策を基本的とした感染対策の実施は必要不可欠です。ただし，生活の場である施設内では，急性期の医療機関と同等の感染対策が求められているわけではないので，施設の特徴や感染症の発生状況のレベルに応じて柔軟に対応できる体制を整えましょう。

● 表1　一般的な高齢者の身体的特徴

①予備力の低下	病気にかかりやすくなる
②内部環境の恒常性維持機能の低下	環境の変化に適応する能力が低下する a)体温調節能力の低下：例えば外気温が高いと体温が上昇してしまうことがある b)水・電解質バランスの異常：発熱，下痢，嘔吐などにより容易に脱水症状を起こす c)耐糖能の低下：血糖値を一定に維持する能力の低下。インスリンや経口糖尿病薬治療を受けている糖尿病患者は低血糖を起こしやすくなる d)血圧の変化：加齢とともに血圧が上昇する傾向にある
③複数の病気や症状をもっている	治癒もするが障害が残ったり，慢性化しやすくなる
④症状が教科書どおりには現れない	診断の基準となる症状や徴候がはっきりしないことが多い 例えば肺炎の一般的な症状といわれる高熱・咳・白血球増多も高齢者の場合50〜60％しかみられないといわれている
⑤現疾患と関係のない合併症を起こしやすい	病気により安静・臥床が長期にわたると，関節の拘縮，褥瘡の発症，深部静脈血栓症，尿路感染などさまざまな合併症を起こしやすくなる
⑥感覚器機能の低下	視力障害，聴力障害などが現れる

東京都医師会：介護職員・地域ケアガイドブック. p39
https:www.tokyo.med.or.jp/medical_welfare/kaigo_guide

Column

所定疾患施設療養費について

　介護老人保健施設の入所者が肺炎などの疾病を発症した場合に，医療機関へ転送せず施設内で対応した際には，一定の薬剤に対する報酬の算定が可能である。
　○所定疾患施設療養費：305単位／日（1月に1回，連続する7日に限る）
　○対象となる疾患：肺炎，尿路感染症，帯状疱疹（抗ウイルス剤の点滴を必要とする者に限る）
　○算定要件：
・診断，診断を行った日，実施した投薬，検査，注射，処置の内容等を診療録に記載していること
・所定疾患施設療養費の算定開始年度の翌年度以降において，当該施設の前年度における当該入所者に対する投薬，検査，注射，処置等の実施状況を公表していること

介護老人保健施設の報酬・基準について. 社保審―介護給付費分科会　第152回(H29.11.22)資料2.
https://www.mhlw.go.jp/file/05-Shingikai-12601000-Seisakutoukatsukan-Sanjikanshitsu_
Shakaihoshoutantou/0000185793.pdf

2 日常の看護・介護ケア

　地域医療施設では，職員一人あたりに対応する利用者の人数が多いこと，また多くの利用者は日中のほとんどを居室ではなくホールで過ごしていることから，交差感染のリスクが高くなります。

　それぞれの看護や介護ケアについて，どこに感染リスクがあるのかを理解することで，効果的な感染対策が実施できます。

1 食事介助（経腸栄養を含む）

（1）配置

　地域医療施設では，食事の時間になると食堂やデイルームなどのホールに多くの利用者が集合します。そのため，食事の席の配置は，介護援助の提供状況に応じて決めるのが一般的です。しかし，感染症の流行時期には，発症者や接触者を区別し，座席位置を配慮することが必要になります。

（2）利用者の手指衛生

　食事の前には，石けんを用いた流水下での手洗いを実施することは原則です。片麻痺などで，自身で手指衛生が実施できない利用者に対しては，職員が手洗いの介助をするか，または擦式アルコール手指消毒薬を用いましょう。

（3）職員の手指衛生

　配膳前には，石けんを用いた流水下での手洗いを実施します。また，食事介助中にトイレ誘導や何か別の作業をした後に再度食事介助に戻る際には，そのつど手指衛生を行います。

- ・手指衛生を実施する際は，第一選択として擦式アルコール手指消毒薬の使用が推奨されているので，いつでも使用できるような場所に，擦式アルコール手指消毒薬のボトルを配置しておくとよい。しかし，利用者の状況に応じては安全対策上設置できないことがあるので，職員それぞれが個人で携帯することがより望ましい。

（4）経腸栄養

　経腸栄養剤は高濃度のため汚染により細菌が繁殖すると，重篤な感染症を発症する可能性があります。開封前の経腸栄養材は無菌製剤であるため，取扱う職員は高度な清潔操作が必要であることを意識しましょう。

①準備

- ・経腸栄養剤や付属物品類に触れる前には，衛生学的手洗いを実施する（さらに，手袋を着用することが望ましい）。
- ・経腸栄養剤を準備する作業スペースは，水はね，埃が立たない人通りの少ない場所を選択する。
- ・作業中は会話を避け，その作業に集中する。
- ・準備中に経腸栄養剤が汚染したと思った場合は，速やかに廃棄する。
- ・準備後は，室温で長時間放置することなく，速やかに投与を開始する。

②投与

- ・経腸栄養剤の逆流を避けるため，利用者の姿勢をファーラー位にする。
- ・経腸栄養チューブを利用者側のチューブと接続する前には，周辺の皮膚を観察し，異常がないことを確認した後に投与を開始する。
- ・経腸栄養剤の投与時間は，8時間を超えないこと

③使用後の器具の管理

- ・再使用する器具類は，洗剤を使ってスポンジで洗浄し，その後熱水消毒または次亜塩素酸ナト

リウム溶液に浸漬する[1]。その後，十分にすすぎ，乾燥機を使って完全に乾燥●[1]させる。

・経腸栄養に使用するボトルやチューブなどの器具は，基本単回使用の製品であるため再使用することは禁止されている。しかし，施設の状況に応じてやむを得ず再使用する場合は，十分な洗浄の後に，熱水消毒または次亜塩素酸ナトリウムを用いた消毒を必ず実施する。また，使用前には，汚染の残存がないことを十分に確認する必要がある。

2 口腔ケア

（1）必要な個人防護具

・ケア提供者：個人防護具を着用し，利用者ごとに交換する。
・個人防護具：手袋，エプロン，サージカルマスク，ゴーグル

（2）使用後の器具の管理

・歯ブラシ・コップ：

　　使用後は利用者ごとに洗浄し，乾燥させる。

　　口腔ケアに使用する物品は，原則消毒は不要である。

・スポンジブラシ：単回使用のため，使用後は廃棄する。
・歯磨剤・保湿剤：利用者個別に管理とし，共有しない。
・義歯：

　　義歯用ブラシまたは超音波洗浄器で洗浄する。歯磨剤は使用しない。

　　化学的洗浄として義歯洗浄剤を用いる方法があり，両者を併用すると効果が高い。ただし，義歯洗浄剤は義歯を洗浄してから使用する。義歯洗浄剤のみでは，洗浄効果は期待できない。

　　保管は，義歯ケース等に義歯が十分に浸るように水を入れる。

3 排泄介助（おむつ交換を含む）

（1）トイレ誘導

・通常の歩行介助だけの誘導であれば，個人防護具は不要である。
・下着の着脱や排泄後の始末など排泄物に触れる可能性のある場合は，手袋とエプロンを着用する。
・ケアが終了したら，トイレから出る直前に手袋→エプロンの順に外し，手指衛生を行う。

（2）おむつ交換

・全面的に介助が必要な利用者のおむつ交換は，職員2名で実施するのが望ましい。汚染したおむつに触れる人と未使用のおむつを準備する人が役割分担することで，衛生的かつ利用者の負担を少なくすることができる（**表2**）。
・おむつ交換時は，汚染した手袋で環境表面に触れないように手袋を交換するのが一番のポイントになる。

! one point ≫1 　十分に乾燥できない器具は，次回の使用直前まで消毒液に浸漬しておいてもかまいません。

	手順	注意点
1	必要物品の準備 （ビニール袋，お尻拭き，紙おむつ，手袋，エプロン，擦式アルコール手指消毒薬） 利用者におむつ交換を行うことを説明する	・おむつカートを使用している場合は，必要物品の点検を行う
2	個人防護具を着用 〈清〉エプロン　→　手指消毒 ※下痢症状を有する患者のときは，手袋を着用する 〈不〉エプロン　→　手指消毒　→　手袋の順に着用	・手指衛生を忘れないこと ・必要に応じて，サージカルマスクを着用する
3	環境を整える 〈清〉ベッド柵を外し，布団と衣類を剥ぐ 〈不〉おむつをあける	・実施者2名の役割分担を明確にする 　（清潔担当と不潔担当）
4	〈清〉新しいおむつを準備した後，利用者の体位を調整する 〈不〉清拭タオルで汚染範囲を清拭し，汚染したおむつを丸めながら外し，おむつ廃棄用のビニール袋に入れる	・清潔担当は利用者の身体を保持しながら，状態の観察等を行う ・使用後のおむつは，外した直後に廃棄し，ベッドの上や床に放置しないこと
5	〈清〉新しいおむつを着用し，衣類と布団を整える 〈不〉手袋を外してビニール袋に廃棄，手指衛生を実施する	・清潔担当が準備する
6	〈不〉ベッド柵を付ける	
7	〈清〉エプロンを外す（手袋を着けていた場合は，この時点で外す）	・エプロンの交換のタイミング
8	〈清〉〈不〉手指衛生を行う	
9	後片付けを行う	・おむつカートの場合は，清掃と物品の補充点検

〈清〉：清潔　〈不〉：不潔

4 入浴

（1）入浴の順番

　利用者の全身状態が悪くなければ，感染症があっても入浴することは可能です。しかし，他の利用者への感染伝播リスクを最小限にするために，入浴の順番は考慮する必要があります。例えば，薬剤耐性菌を保菌していることが明らかな場合や皮膚の落屑が多くみられる利用者は，脱衣所を含む浴室内の環境を汚染する可能性があるので，できるだけ順番を遅くすることが望ましいです。また，洗身用のスポンジやタオル類は利用者ごとに交換し，共有は避けてください。

（2）浴槽の管理

　大浴場のような多くの人が同じ浴槽に入る施設では，浴槽水の管理が必要です。浴槽水の汚染によるレジオネラ症やポンティアック熱などの感染症が発生する可能性があるので，日常的な清掃だけでなく，水質検査による安全の確認が求められています。自施設がどの種類の浴槽であるかを確認し，適切な管理を行いましょう（**表3**）。

　また，自主検査で基準値を超える菌が検出された場合は速やかに保健所へ報告し，浴槽内の洗

循環式浴槽	・浴槽水の入れ替え：週に1回以上 ・浴槽水中の遊離残留塩素濃度を1日2時間以上0.4 mg /lに保ち，最大 1.0mg/lを超えない ・水質検査：年に2回以上
入れ替え式浴槽	・毎日浴槽水の入れ替えを行う ・水質検査：年に1回以上

※浴槽水の清潔保持のため，浴槽内に入る前には身体を洗うなどの指導を行うこと

大阪府福祉部　健康医療部：社会福祉施設等の入浴設備におけるレジオネラ症発生防止対策マニュアル．
http://www.pref.osaka.lg.jp/attach/3989/00000000/manyuaru.pdf（accessed 2020-06-01），pp11-13を参考に筆者作成

浄・消毒等を実施します。安全が確認されるまで入浴設備は使用を禁止しなければなりません。

5　環境整備

　環境整備の目的は，利用者，職員双方にとって快適で安全な環境を維持することです。そのためには，見た目に清潔であることと同時に，施設内の設備が安全であることも確認しながら行わなければなりません。環境整備は，当日勤務している職員全員で，高頻度接触表面◎1を中心に毎日実施しましょう（表4）。

　施設内の清掃担当者の清掃範囲と調整しながら，効率よく清掃できる方法を検討しましょう。

　これまでの項目の中で必要な個人防護具を表5にまとめます。

---

key word ≫1　高頻度接触表面：人の手がよく触れる場所，①居室内：ドアハンドル，ベッド柵，ナースコール，オーバーテーブル，手洗いシンク，②スタッフステーション：PCキーボード，電話（固定，PHS），作業テーブル，シンク，水栓レバー，③共有スペース：ドアハンドル，手すり，テーブル，いす。

● 表4　清掃手順

ベッドサイドの清掃手順

清掃部分は環境クロスを使用する

1．シーツのしわを伸ばし，掛け布団を整える

2．ベッドを清掃する
1）頭から足のほうに向かって，粘着クリーナーで
　シーツの上の埃をとる（粘着シート1枚）
2）ナースコールを拭く
3）ベッド柵を拭く
4）ベッド台の周囲を拭く

粘着クリーナー

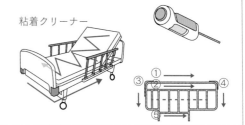

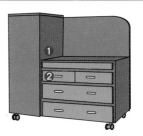

3．キャビネットを清掃する
1）床頭台に配置されている物品を整理する
2）溝を拭く
3）引き出しの取っ手を拭く

4．ゴミ箱が空になっているのを確認する

5．ドアノブを清掃する
1）全体を拭く
　握り玉：全体を掴んで，左右に拭く
　ポール：全体を掴んで，上から下に拭く

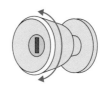

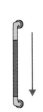

6．手すりを清掃する
1）全体を掴んで，一方向に拭く

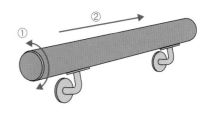

7．オーバーベッドテーブルを清掃する
1）天板を拭く
2）支柱を拭く
3）脚を拭く

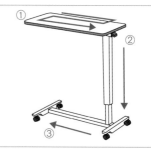

スタッフステーション内の清掃手順

清掃部分は環境クロスを使用する

1．カウンター 1）不要なものは片付けて，整理整頓する 2）天板を拭く 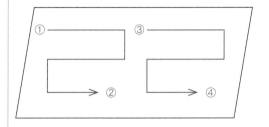	**2．テーブル** 1）不要なものは片付けて，整理整頓する 2）天板，引き出しの取っ手を拭く 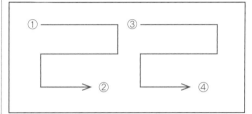
3．電話機の受話器 ※1回/日 1）受話器全体を拭く 2）本体は，受話器置き 　　とボタンを拭く 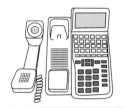	**4．PCのキーボード** 1）キーボード全体を拭く 2）溝に溜まったゴミは，専用のクリーナーを使用 　　する 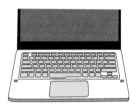
5．冷蔵庫 ※1回/日 1）取っ手を拭く 2）溝を拭く 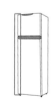 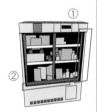	**6．おむつカートのポール** ※使用直後 1）廃棄物は棄てる 2）すべてのポールを拭く 週に1回カート全体を 拭く 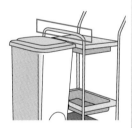

7．シンク
※1回/日
1）不要なものは片付けて，整理整頓する
2）スポンジと洗剤を使って，シンクの内側を洗浄する
3）蛇口やレバーも同様に洗浄する
4）泡をすべて洗い流す
5）周辺を雑巾で拭き上げる

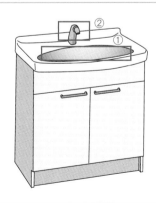

● 表5　必要な個人防護具の種類

		手袋	エプロン	マスク	ゴーグル
食事介助				○	
経腸栄養の調整		○		△	
口腔ケア		○	○	○	○
排泄介助	トイレ誘導	△	△		
	おむつ交換	○	○	△	
入浴			※		
環境整備		○	△		

※入浴時のエプロンは，感染対策の目的ではない

③ 注目すべき感染症とその対策

　入所者に感染症を疑うような症状が出現した場合，速やかに感染対策を実施するとともに，感染源を特定することによって感染の拡大を予防しなければなりません。地域医療施設でみられる疾患について，以下にポイントを示しました。

①感染性胃腸炎（infectious gastroenteritis）

　感染性胃腸炎は，多くの細菌，ウイルス，寄生虫が原因となります。激しい嘔吐や下痢が生じ，高齢者では誤嚥による肺炎や窒息が起こることがあります。

　感染性胃腸炎の原因となる微生物を以下に記します。

・細菌：腸炎ビブリオ，病原性大腸菌，サルモネラ，カンピロバクタなど
・ウイルス：ノロウイルス，サポウイルス，ロタウイルス，腸管アデノウイルスなど
・寄生虫：クリプトスポリジウム，アメーバー，ランブル鞭毛虫など

（1）利用者への対策

・隔離：必要（隔離期間は症状が軽快してから2日間）
・個人防護具：手袋，エプロン，マスク
・手指衛生：患者ケアの後は，石けんを用いた手洗いを行う。
・環境整備：次亜塩素酸ナトリウム溶液を使用する。
・接触者への予防策：有効な予防策はないため，観察の強化を図る。

（2）汚染された環境の消毒

　ノロウイルスなどによる嘔吐物で環境が汚染された場合，清掃後に次亜塩素酸ナトリウム溶液で広範囲に消毒しなければなりません。消毒が不十分であると残存したウイルスが乾燥し，空気中に拡散されることで感染伝播が起こることがあります。

②疥癬（scabies）

　疥癬とは，ヒゼンダニ（疥癬虫）が皮膚の角質層に寄生し，皮膚と皮膚の直接接触，または皮膚に直接触れる器具を介して感染します。ヒゼンダニの寄生数により通常疥癬と角化型疥癬に分類されます（**表6**）。

● 表6　通常疥癬と角化型疥癬

	通常疥癬 （普通にみられる疥癬）	角化型疥癬 （痂疲型疥癬）
ヒゼンダニの数	数十匹以上	100～200万
患者の免疫力 （病気一般に対する抵抗力）	正常	低下している
感染力（他人へうつす力）	弱い	強い
主な症状	赤いブツブツ（丘疹，結節），疥癬トンネル	厚い垢が増えたような状態（角質増殖）
かゆみ	強い	不定
症状が出る部位	顔や頭を除いた全身	全身

国立感染症研究所：疥癬とは. https://www.niid.go.jp/niid/ja/kansennohanashi/380-itch-intro.html

（1）利用者への対策

・隔離：通常疥癬は不要，角化型疥癬は必要（隔離期間は有効な治療が開始されてからおおむね
２週間程度＝医師の診断に従う）

・個人防護具：通常疥癬は標準予防策に準じる，角化型疥癬は接触時に手袋とエプロン

・手指衛生：標準予防策に準じる。

・環境整備：通常どおり

・接触者への予防策：濃厚接触者で感染の可能性が高い場合は予防的投与を検討する。また，集
団発生時は，投与範囲を含めて検討する。

（2）発症者の入浴

疥癬は皮膚疾患であるため，治療期間中は可能な限り毎日入浴することが望ましいです。

（3）日常の皮膚症状の観察

疥癬の感染対策は，早期発見，早期治療に尽きるため，入浴時などの機会に利用者の全身の皮膚
症状を確認することを日常のルーチン業務に組み込むことが最も有効です。

3 帯状疱疹（herpes zoster）

過去に水痘症に感染した後，神経節内に潜伏していたウイルスが，宿主の免疫機能の低下により
再活性化することによって発症します。片側の神経に沿って激しい痛みが出現し，小さな水疱が出
現します。体幹に現れることが多いですが，下腿や頭部・顔面などにもみられることがあります。

（1）利用者への対策

・隔離：水疱部分が衣類などに覆われて露出していない場合は不要

（接触予防策が必要な期間は，すべての水疱が痂皮化するまで）

・個人防護具：手袋，エプロン

・手指衛生：標準予防策に準じる。

・環境整備：通常どおり

・接触者への予防策：特になし

（2）播種性帯状疱疹

利用者に著しい免疫不全があった場合，広範囲に水疱が広がる播種性帯状疱疹を呈する場合があ
ります。その場合は，空気予防策の実施が必要となります。

4 インフルエンザ(influenza)

　インフルエンザによる気道感染症で，発熱，頭痛，全身倦怠感，筋肉痛・関節痛などを主症状とし，続いて咳嗽や鼻汁などの上気道症状が出現します。いわゆる「かぜ症候群」とは異なって，特に高齢者は原疾患の悪化とともに二次的な肺炎を起こしやすく重篤になりやすいため注意が必要です。

（1）利用者への対策
- ・隔離：必要(隔離期間は，発症後5日間かつ解熱後2日間を原則とする)
- ・個人防護具：手袋，エプロン，サージカルマスク
- ・手指衛生：標準予防策に準じる。
- ・環境整備：通常どおり
- ・接触者への予防策：濃厚接触者には予防投与を検討する。集団発生時は，フロア全体，または施設全体の利用者，職員の投与を検討する。

（2）職員・面会者の体調確認
　長期入所中の利用者が突然インフルエンザを発生することはなく，職員や面会者が施設内に持ち込んでいる可能性が高いものです。職員や面会者に不顕性感染●2者がいることも考えられるため，特にインフルエンザの流行期はインフルエンザを発症した人(家族を含む)との接触歴や日々の体調確認が必要です。職員は毎日の業務開始前，面会者はフロアの入り口でチェックリストを用いて確認するのが望ましいです。

5 誤嚥性肺炎

　誤嚥性肺炎は，ヒトからヒトへうつる感染症ではありませんが，嚥下機能の低下した高齢者に繰り返し発症することが多い疾患です。また，食物の誤嚥だけでなく，口から食事を摂っていない人でも唾液の誤嚥によって発症することがあります。発生後は医学的な診断と治療が必要ですが，看護・介護ケアで予防に取り組むことが必要です。

（1）利用者への対策
　ヒトからヒトにうつる疾患ではないため，特別な対策は不要。標準予防策に準じる。

（2）口腔ケアと物品の管理
　「第3部V地域医療施設の感染予防ケア」(p147)を参照。

6 結核

　結核とは，結核菌を吸い込むことによって空気感染を起こす疾患です。肺結核を発症した場合は医療機関の受診と治療が必要ですが，排菌していない(＝入院等の必要がない)と診断された利用者は，通常どおりの対応で問題ありません。

（1）利用者への対策
　特別な対策は不要です。標準予防策に準じます。

（2）服薬確認と定期受診
　抗結核薬の内服薬での治療が継続されている場合は，指定された期間まで確実な服薬ができるように確認が必要です。また，治療が完了するまでの間は，定期的に受診ができているかの確認を行います。

🔍 **key word ≫2**　不顕性感染：感染症に罹っても発熱や呼吸器症状などの典型的な症状がでない状態。

隔離の考え方

　施設内で流行性の感染症を発症した利用者を，他の利用者への感染伝播を予防するために隔離を行うことがあります。その際は，その疾患が隔離の必要があることやその期間について科学的根拠を明らかにしたうえで，実施しなければなりません。不適切な隔離は身体拘束と同じ扱いになり，倫理的な問題が生じるだけでなく法律にも抵触します。そのため，隔離をするに至った根拠や期間は，必ずカルテに記録しておきましょう。

　また，血液媒介感染症といわれるB型肝炎，C型肝炎，HIV感染症，梅毒などは，標準予防策で対応すべき感染症です。これらの感染症を理由に隔離や，特別な対応を実施する根拠はありません。

介護保険法「指定介護老人福祉施設の人員，設備及び運営に関する基準」
厚生省令第39号　平成11年3月31日
第4章　運営に関する基準
第十一条
4　指定介護老人福祉施設は，指定介護福祉施設サービスの提供に当たっては，当該入所者又は他の入所者等の生命又は身体を保護するため緊急やむを得ない場合を除き，身体的拘束その他入所者の行動を制限する行為（以下「身体的拘束等」という。）を行ってはならない。
5　指定介護老人福祉施設は，前項の身体的拘束等を行う場合には，その態様及び時間，その際の入所者の身体の状況並びに緊急やむを得ない理由を記録しなければならない。

介護保険法．指定介護老人福祉施設の人員，設備及び運営に関する基準．
https://www.mhlw.go.jp/web/t_doc?dataId=82999406&dataType=0&pageNo=1

4　施設入所（利用）時の確認事項とアセスメント

　地域医療施設の利用者は，長期にわたり集団生活に参加することになるため，入所時には他の利用者への伝播リスクのある感染症の持ち込みに注意する必要があります。ただし，血液媒介感染症[3]（B型肝炎，C型肝炎，HIV感染症，梅毒など）や薬剤耐性菌の保菌については，多くの場合は標準予防策で対応できるため，入所拒否や個室収容などの特別な対応は不要です。

　入所時の確認事項として，利用者の一般的な全身状態の観察に加えて，身体所見から感染症に関するアセスメントをしておくことが必要です（**表7**）。

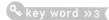 **key word ≫3**　血液媒介感染症：医療関連施設において，針刺し・切創や血液や体液の曝露によって感染する疾患。

● 表7 入所時の確認事項

・既往歴：結核，疥癬，褥瘡など
・入所時の胸部X線検査もしくは所見データ
・ワクチン接種歴：インフルエンザ，肺炎球菌，水痘
・観察項目→皮膚症状：発疹，発赤，擦過傷，褥瘡
　　　　　→呼吸器症状：咳嗽，喀痰
　　　　　→消化器症状：嘔気・嘔吐，下痢，腹痛
　　　　　→その他：発熱，倦怠感，疼痛
・留置型の器具：埋め込み型ポート，尿道留置カテーテル，胃ろう，人工肛門（ストマ）
　※挿入部周辺の皮膚の状態もあわせて観察しておく

引用・参考文献

1）日本静脈経腸栄養学会・編：静脈経腸栄養ガイドライン．第3版，p17.
　http://minds4.jcqhc.or.jp/minds/PEN/Parenteral_and_Enteral_Nutrition.pdf
2）東京都医師会：介護職員・地域ケアガイドブック.
　https://www.tokyo.med.or.jp/medical_welfare/kaigo_guide（accessed 2020-06-01）
3）介護老人保健施設の報酬・基準について．社保審─介護給付費分科会　第152回(H29.11.22)資料2.
　https://www.mhlw.go.jp/file/05-Shingikai-12601000-Seisakutoukatsukan-Sanjikanshitsu_
　Shakaihoshoutantou/0000185793.pdf（accessed 2020-06-01）
4）大阪府福祉部 健康医療部：社会福祉施設等の入浴設備におけるレジオネラ症発生防止対策マニュアル.
　http://www.pref.osaka.lg.jp/attach/3989/00000000/manyuaru.pdf（accessed 2020-06-01）
5）「院内清掃ガイドライン」厚生労働科学研究費補助金 標準的な院内清掃のあり方の研究班．2016.
　http://www.naramed-u.ac.jp/~hpm/pdf/hc_guideline/2016_hospital-cleaning_guidline_v2.pdf（accessed
　2020-06-01）
6）国立感染症研究所：疥癬とは.
　https://www.niid.go.jp/niid/ja/kansennohanashi/380-itch-intro.html（accessed 2020-06-01）
7）和田康夫：疥癬ハンドブック．アトムス，2016.
8）介護保険法．指定介護老人福祉施設の人員，設備及び運営に関する基準.
　https://www.mhlw.go.jp/web/t_doc?dataId=82999406&dataType=0&pageNo=1（accessed 2020-06-01）
9）岩田健太郎，高山義浩，馳亮太：高齢者のための感染症診療．丸善出版，2017.

在宅での感染予防ケア

　超高齢社会を迎えた日本は，高齢者の尊厳の保持と自立生活の支援の目的のもとで，可能な限り住み慣れた地域で，自分らしい暮らしを人生の最期まで続けることができるよう，地域包括ケアシステムの構築を推進しています。今後は「施設から地域へ」「医療から介護へ」と移行が進んでいきます。医療施設ではない，地域および在宅での感染予防ケアを考える必要があります[1]。

> Check Point <

◎ 病院・施設と在宅での感染予防の違いを理解しましょう。
◎ 在宅療養者の起こしやすい感染症を理解しましょう。
◎ 在宅での医療・ケアにおける実際の感染予防策を理解しましょう。
◎ 介護者(家族)も感染予防を理解することが重要です。家族指導の必要性についても理解しましょう。

1 在宅における感染予防の基本的な考え方

　在宅は病院や施設とは療養環境もリスクも違います(表1)。療養者は個々に療養されています。そのため，医療者などの訪問スタッフと療養者間での感染伝播に注意する必要があります。在宅療養者と家族間での感染症の伝播は，濃厚に接触する時間も長く，家族に感染対策を厳密に指示しても完全に防御できない場合があることを念頭に，できる限り伝播しないようにリスクを最小化するための予防策を個々の療養環境に応じて実施できる方法を指導する必要があります[2][3]。

◎ 表1　在宅と病院・施設との感染リスクの違い

病院・施設	在宅
・集団で療養	・1人で療養
・感染症の患者，感染を受けやすい患者が共存	・医療処置は少なく，使用器具は個人専用
・侵襲的医療処置	・特定の医療者・スタッフ・介護者
・複数の医療者がかかわる	・個々の居宅で療養環境はさまざまである
・施設内のため，設備が整っている	・病院に比べ感染を受ける機会は少ない

☑ スタンダードプリコーション(標準予防策)[4]

在宅でもすべての医療・ケアにおいて感染予防の基本はスタンダードプリコーション(標準予防策)を実施します。感染予防の基本である手指衛生を確実に実施することが重要となります[5]。

☑ 感染経路別予防策[4]

在宅においても感染経路別予防策を実施する必要があります。接触感染予防策と飛沫感染予防策が主になります。

- 接触予防策が必要な感染症:ノロウイルスによる感染性胃腸炎や帯状疱疹や疥癬,多剤耐性菌のキャリアー(保菌者)への対策も必要です。
- 飛沫予防策が必要な感染症:肺炎やインフルエンザなどが在宅では多く経験する感染症となります。

② 在宅で注意しなければならない感染症

在宅の療養者が起こしやすい感染症は,呼吸器感染症,尿路感染症,創部・皮膚感染症といわれています[6]。

☑ 呼吸器感染症

在宅で療養する介護を要する高齢者は肺炎リスクがあり,医療・介護関連肺炎(nursing and health-care-associated pneumonia:NHCAP)と分類されます[7]。NHCAPに分類される高齢者肺炎患者の多くは,何らかの嚥下障害を伴っている可能性が高く,誤嚥性肺炎リスクの高い患者群であり,近年増加している高齢者で予後が不良な肺炎や,医療行為に関連した耐性菌リスクの高い肺炎は在宅における感染症で,最も頻度の高いものが呼吸器感染症になります。

☑ 尿路感染症

在宅では,何らかの排泄障害をもつ療養者が多く,失禁に関連しておむつを着用する場合,逆行性尿路感染を発生させるリスクも高いといわれています。

在宅においてはさまざまな事情から尿道カテーテルが長期間留置されている場合があります。尿道カテーテル留置は,さまざまな合併症を引き起こすことが知られており,長期化するほどそのリスクは高まることから,早期に抜去できるよう適切なアセスメントとケアを行う必要があります。

☑ 創部・皮膚感染症

介護力の問題や排泄障害による失禁関連皮膚炎により,褥瘡発生のリスクは在宅では高いです。そのため,褥瘡の処置やケアが多いとされています。

また,疥癬は,ヒゼンダニ(疥癬虫)と呼ばれるダニが皮膚の最外層の角層に寄生して起こる感染症です。肌と肌が直接触れることで感染するため,高齢者の介護行為などを介して感染し,施設内や家族内で流行することがあります。

3 在宅での医療・ケアでの感染予防

1 在宅でのスタンダードプリコーション(標準予防策)の実施

(1)在宅での手指衛生

医療者・訪問スタッフは訪問時，流水と手指洗浄剤による手洗いを行います。居宅によって手洗い場が借りられない場合，流水手洗いの代わりにウェットティッシュなどで代用も考えます。その後の手指衛生の必要なタイミングでは目に見えて汚染がなければ擦式アルコール手指消毒薬による手指消毒を行います。

訪問バッグには，手指衛生のためのグッズとして，手指洗浄剤，ペーパータオル，擦式アルコール手指消毒薬，ウェットティッシュを持参します。できればペーパータオルが望ましいですが，用意できない場合は，訪問宅ごとに洗濯済みのタオルを用います。

手指衛生のタイミングは，在宅でも世界保健機関(WHO)が医療における手指衛生のガイドラインの5つのタイミング[8]（①患者に触れる前，②清潔/無菌操作の前，③体液に曝露された可能性のある場合，④患者に触れた後，⑤患者周辺の環境や物品に触れた後）で実施することで，感染の伝播を防ぐことができます。

在宅におけるケア処置時の手指衛生のタイミングを**図1**[5]に示しました。医療・ケアのさまざまな場面で5つのタイミングを当てはめながら手指衛生を確実に実施することが重要です。

(2)在宅での個人防護具

在宅でもスタンダードプリコーションに従って，個人防護具を適切に使用します[2]。感染予防のための個人防護具は一部療養者に準備していただく場合もありますが，医療・ケアを実施するうえで必要な個人防護具は各事業所で準備して持参しなければなりません。

・居宅の個々の療養者への対応：訪問して医療やケアを提供するスタッフは，1日に複数の居宅を訪問するため，他の療養者に病原微生物を運ばないようにするためにも防護具を正しく着用する必要があります。複数枚の使用が難しければ，清潔な処置・ケアから始めるなどの工夫も必要です。

2 呼吸器感染予防

呼吸器感染症の感染経路は，訪問スタッフ・家族など濃厚接触した人からの感染がほとんどです。そのため，手指衛生の徹底や，体調の悪い家族との接触を避ける対策などが必要です。

療養者に咳やくしゃみなどの上気道症状があり，医療者やスタッフが飛沫を吸入するリスクがある場合はサージカルマスクを着用してからケアを開始します。

訪問スタッフも咳やくしゃみがある場合は，呼吸器衛生／咳エチケットを行う必要(飛沫による病原微生物の伝播を防止するため)がありますので，訪問前からサージカルマスクを着用します。

インフルエンザや肺炎球菌には，症状の重篤化の防止に有効と考えられるワクチンをあらかじめ接種しておくことも必要です。

在宅で気管内吸引カテーテルを実施する場合は，在宅管理医師と合意で再使用を決定します。再使用する場合は使用の前に洗浄と消毒をする必要があります。煮沸による消毒方法を**表2**にまとめました。

- 訪問スタッフが居宅到着
- 医療処置を実施する療養者のベッドサイドにむかいます
- 部屋に入り訪問バッグを置きます

①
- その後，療養者に挨拶をして，ガーゼ交換をする場所の寝衣をめくります
- ベッドの近くのテーブルを掃除します

④
- 医療者は，訪問バッグから記録用紙とガーゼ交換セットボックスを取り出します

①,②
- ガーゼ交換セットと他の必要物品をすべて準備し，未滅菌手袋を着用します
- 汚染したガーゼを取り除き，創を観察します。ゴミ袋に汚れた包帯を破棄し，手袋を脱いで廃棄します

③,②
- 手袋を再度着用して，創の消毒をします。ガーゼを創の上に置きテープで固定します。再度手袋を外し，テーブルに残っているものを片付け，セットをバッグにしまいワイプでテーブルをきれいにします

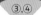
③,④
- 創の状態と処置に関する記録し，その記録用紙を訪問バッグに入れます

①
- 療養者の寝具や身の回りを整え，テレビのスイッチを入れ，挨拶をして訪問を終了し部屋をでます

④,⑤

Hand hygiene in outpatient and home-based care and long-term care facilities より改変

◉ 図1　在宅でのガーゼ交換：手指衛生の5つのタイミングに基づく手指衛生の機会

◉ 表2　煮沸法による消毒方法

1．石けん(中性洗剤)と水道水で十分洗浄する
2．煮沸を10分間行う(十分浸漬させる)
3．きれいなタオルかペーパータオルの上で乾かす
4．乾いた後は蓋付きの煮沸消毒済みのタッパー等で保管する
注：煮沸法は，煮沸可能な製品かどうかを確認する

③ 尿路感染予防

　尿路感染症は直腸常在菌が会陰部にコロニーをつくり，尿道から膀胱へ侵入することにより起こる逆行性感染です[8]。

在宅での療養者は，社会的要因によりおむつ交換の間隔が長い場合，逆行性感染のリスクが高くなる場合があります。

逆戻りしない高性能のおむつを使用することにより，皮膚の浸軟を予防し，逆行性感染のリスクを軽減することができます。

在宅で尿道カテーテルを留置している療養者で，社会的要因により留置している割合は病院や施設よりも多い傾向があります。長期の留置は，膀胱炎，腎盂腎炎等の尿路感染症の発生率を高めるため，社会的要因に配慮しながらアセスメントして，療養者本人と相談して可能な限り抜去する必要があります。

しかしながら留置継続する場合は，病院と同じように閉鎖式留置カテーテルを使用します[9]。在宅では，ベッドだけでなく，座位で過ごす場合もあり蓄尿バッグの位置は尿が膀胱に逆流しないよう，膀胱より上にならないように工夫する必要があります。細菌の侵入部位は，採尿バッグの排液口からも考えられます。ベッドに掛けて管理できない場合は，パッド等を用意して排液口の汚染をできるだけ予防する工夫も必要です[10]。

在宅ではカテーテルを留置している場合，長期留置になることが多く，そのため尿混濁などにより尿路の閉鎖が起こりやすいため，膀胱洗浄を実施している場合がありますが，CDCのガイドラインでは[9]，「膀胱洗浄をルーチンに行うことは感染や閉塞予防にはならないため推奨しない」とされています。しかし，頻繁な閉塞によるカテーテル交換ができないために膀胱洗浄を行わなくてはならない場合，膀胱洗浄時は滅菌された物品を使用して実施することが必要です。

④ 創部・皮膚感染予防

おむつに排泄している場合，失禁関連皮膚炎（incontinence-associated dermatitis：IAD）の予防のためのスキンケアを実施することが，褥瘡発生の予防につながります[11]。

IAD予防のためのスキンケアとして，「洗浄（清拭）」「保湿」さらに「保護」の徹底を行います。1日1回は洗浄剤を用いて陰部・臀部の洗浄を行いましょう。その際，ごしごし擦ることはせず，排泄物の付着により浸軟してバリア機能が低下した皮膚へ摩擦を加えることでもIADリスクは高まります。

褥瘡の処置時，洗浄を行う場合は汚染が飛散する可能性が医療者にはあるため，エプロンおよび必要時ゴーグルを着用をします。

④ 介護者（家族）への感染予防の指導

家族が処置やケアを行う場合，訪問スタッフと同じように個人防護具を着用しないといけないわけでありません。高山[2]が示す**表3**のように，接触予防策が必要な感染症や皮膚の感染が疑われる場合などは，家族でも手袋着用が必要であることを指導する必要があります。

療養者や介護者（家族）がどのように在宅で療養したいか，病院と違いそれぞれの環境や価値観に基づいて感染予防を指導することが重要となります。

病院での指導と在宅での指導の違いとして，療養者や介護者は混乱し不信に感じることも多いことから，冒頭で説明したように病院と在宅の違いをしっかり説明することも重要です。

家族は濃厚接触者になるため，インフルエンザを予防するためにもシーズン前にワクチンを接種するように指導しましょう。

● 表3　在宅における身体ケアと手袋着用の要否

ケアの対象	本人	家族	訪問スタッフ
健常な皮膚	不要	不要	不要
創傷のある皮膚	不要	不要	必要[*1]
接触感染予防策を要する疾患あり[*2]	不要	必要[*3]	必要[*4]
感染のある皮膚	必要[*5]	必要	必要

[*1] 訪問スタッフは耐性菌を保菌しているリスクがあり，患者の創部に定着させないために手袋を着用する必要がある
[*2] ウイルス性胃腸炎(ノロウイルス)など，偽膜性腸炎(クロストリジウム・ディフィシル)，水痘・帯状疱疹，角化症(ノルウェー)疥癬，しらみ症，多剤耐性菌(ESBL産生菌，MDRP，VREなど)など
[*3] 偽膜性腸炎や多剤耐性菌については一般に不要。水痘・帯状疱疹については免疫があれば不要
[*4] 十分な流水を用いる入浴介助については，一般に手袋を着用する必要はない
[*5] 直接触れることでかなりの菌量が手指に付着する。このとき手指に傷がなかったとしても，皮膚のバリアの低下した(しばしば掻痒のある)他の部位を触ることで感染を広げるリスクがある

高山義浩：在宅ケアにおける感染対策の考え方．内科，118：935-938, 2016.

引用文献

1）厚生労働省：地域包括ケアシステム
　　https://www.mhlw.go.jp/stf/seisakunitsuite/bunya/hukushi_kaigo/kaigo_koureisha/chiiki-houkatsu/
　　（accessed 2020-08-22）
2）高山義浩：在宅ケアにおける感染対策の考え方．内科，118：935-938, 2016.
3）柄澤邦江，安田貴恵子，中林明子，他：訪問看護における在宅感染予防の実践状況と実践できないケアの理由．日赤看会誌，17：53-59, 2017.
4）CDC. 2007 Guideline for Isolation Precautions：Preventing Transmission of Infectious Agents in Healthcare Settings.
　　https://www.cdc.gov/infectioncontrol/pdf/guidelines/isolation-guidelines-H.pdf（accessed 2020-08-22）
5）Hand hygiene in outpatient and home-based care and long-term care facilities：A guide to the application of the WHO multimodal hand hygiene improvement strategy and the "My Five Moments For Hand Hygiene" approach. 2012.
　　https://apps.who.int/iris/bitstream/handle/10665/78060/9789241503372_eng.pdf？sequence＝1
　　（accessed 2020-08-22）
6）野口京子，落合亮太，渡部節子：在宅療養者の感染症罹患の実態とその関連要因に関する文献検討．横浜看護学雑誌，11：1-11, 2018.
7）日本呼吸器学会 呼吸器感染症に関するガイドライン作成委員会：医療・介護関連肺炎診療ガイドライン．日本呼吸器学会，2011.
8）山本新吾：尿路病原性大腸菌における病原因子の研究．日細菌誌，58：431-439, 2003.
9）CDC. Guideline for Prevention of Catheter-associated Urinary Tract Infections 2009.
　　https://www.cdc.gov/infectioncontrol/pdf/guidelines/cauti-guidelines-H.pdf（accessed 2020-08-22）
10）日本泌尿器科学会泌尿器科領域における感染制御ガイドライン作成委員会：泌尿器科領域における感染制御ガイドライン．日泌会誌，100：1-27, 2009.
11）日本創傷・オストミー・失禁管理学会・編：IADベストプラクティス．IAD-setに基づくIADの予防と管理．照林社，2018.

索　引

編集・執筆者一覧

編集

洪愛子（こう・あいこ）
神戸女子大学看護学部

執筆者（五十音順）

網中眞由美（あみなか・まゆみ）　　第1部II
国立看護大学校看護学部

印田宏子（いんだ・ひろこ）　　第3部VI
花王プロフェッショナル・サービス株式会社学術部

岡森景子（おかもり・けいこ）　　第2部I，第3部V
医療法人医誠会本部感染監査室

小野和代（おの・かずよ）　　第2部III
東京医科歯科大学統合診療機構

洪愛子（こう・あいこ）　　第1部I・III・IV
神戸女子大学看護学部

坂木晴世（さかき・はるよ）　　第2部VI，第3部IV
独立行政法人国立病院機構西埼玉中央病院

柴谷涼子（しばたに・りょうこ）　　第2部II，第3部III
独立行政法人地域医療機能推進機構（JCHO）大阪病院看護部看護ケア推進室

徳谷純子（とくたに・じゅんこ）　　第2部IV
奈良県立医科大学附属病院感染管理室

萬井美貴子（まんい・みきこ）　　第2部V，第3部I・II
医療法人川崎病院看護ケアサポート室

柳瀬安芸（やなせ・あぎ）　　第1部V
和歌山県立医科大学附属病院看護部

動画URL一覧

※動画は予告なく，変更，削除する場合がありますので，あらかじめご了承ください。

病院・施設・地域で使える
看護師のための感染対策

2021年3月15日　初版発行
2022年11月25日　初版第2刷発行

編　集　洪愛子
発行者　荘村明彦
発行所　中央法規出版株式会社
　　　　　〒110-0016　東京都台東区台東3-29-1　中央法規ビル
　　　　　TEL 03-6387-3196
　　　　　https://www.chuohoki.co.jp/

本文・装幀デザイン　クリエイティブセンター広研
印刷・製本　広研印刷株式会社
編集協力　木野まり
動画制作　佐賀由彦事務所
写真撮影　坂井公秋

ISBN978-4-8058-8285-6

本書の内容に関するご質問については，下記URLから
「お問い合わせフォーム」にご入力いただきますようお願いいたします。
https://www.chuohoki.co.jp/contact/